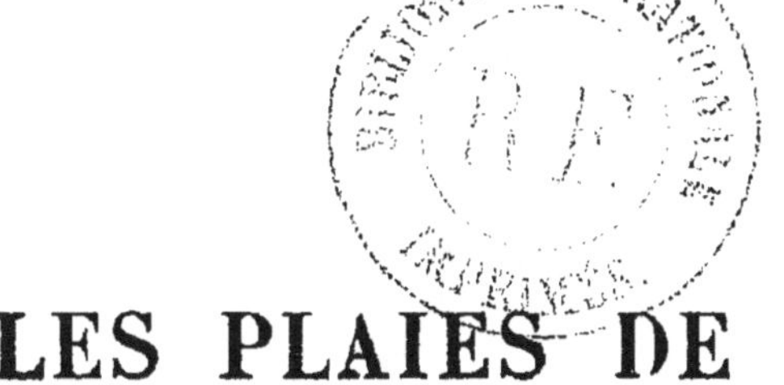

LES PLAIES DE GUERRE

PAR ARMES A FEU

LES
PLAIES DE GUERRE
PAR
ARMES A FEU

VARIÉTÉ — ÉVOLUTION — TRAITEMENT

Plaies des parties molles
Gangrènes gazeuses. — Plaies vasculaires. — Plaies articulaires.
Plaies diaphysaires. — Plaies du crâne.
Notes recueillies dans une Ambulance du Front.

PAR

Pierre DEZARNAULDS

ANCIEN INTERNE DES HÔPITAUX DE PARIS

A. MALOINE ET FILS, ÉDITEURS
27, RUE DE L'ÉCOLE-DE-MÉDECINE, 27
PARIS, 1917

AU LECTEUR

Ces notes de chirurgie de guerre ont été rédigées au front. Elles sont le fruit de nos observations journalières, de nos causeries, de nos lectures. — Nous nous sommes efforcés d'être le plus clair possible, de poser de la façon la plus nette les indications opératoires. — Nous n'avons eu d'autre but, que de faciliter à nos collègues non rompus avec la pratique chirurgicale, l'exercice de cet art difficile qu'est la chirurgie de guerre.

L'élaboration de ce travail nous a été grandement facilité par l'obligeance extrême, l'amitié éclairée que nous a toujours témoignée notre médecin-chef, M. le médecin-major de 1re classe Gilliard. Nous ne pouvons que le remercier sincèrement.

Aux armées le 1er septembre 1916.

Dr DÉZARNAULDS

LES PLAIES DE GUERRE
PAR ARMES A FEU
VARIÉTÉS — ÉVOLUTION — TRAITEMENT

Les blessures produites par les armes à feu sont excessivement variables d'aspect, de gravité suivant la nature du projectile, sa vitesse, son volume, suivant la région frappée : plaies avec orifice d'entrée et de sortie punctiforme, plaies en séton avec orifice d'entrée petit et orifice de sortie large, plaies par éclatement, broiement des tissus ; plaies simples des parties molles, plaies avec grosses lésions vasculaires ou nerveuses, plaies articulaires ou diaphysaires ; tous les degrés peuvent se rencontrer. Aussi distinguerons-nous des plaies par balles de fusil ou de mitrailleuse, par balles rondes (shrapnell), par éclats d'obus plus ou moins volumineux et uniques, ou par éclats petits et multiples, grenade, torpille, obus de 105.

La fréquence de ces différentes blessures est forcément sujette à variation, suivant telle ou telle phase de la lutte. Avec la guerre de mouvement, maximum des plaies par balle ou par éclats d'obus ; avec la guerre de tranchées, maximum de plaies par grenades, torpilles, éclats d'obus.

Plaies par balles. — Les balles arrivant de plein fouet, à distance moyenne (zone des perforations des chirurgiens militaires) peuvent produire des lésions absolument minimes. Orifice d'entrée punctiforme, orifice de sortie à peine plus grand ; la balle s'est glissée entre les faisceaux musculaires, les dissociant plutôt qu'elle ne les déchire, écartant les vaisseaux et les nerfs. Blessures trop rares malheureusement et qui, par cette rareté même, n'ont pas tardé à faire tomber dans l'oubli la fameuse théorie de la balle humanitaire et les terribles conséquences thérapeutiques qui en résultaient.

Le plus souvent, l'effet des balles tirées à courte distance (guerre de tranchée) est tout autre. Orifice d'entrée petit, oui, mais orifice de sortie souvent très large, éclatement des parties molles sous-jacentes, délabrements musculaires énormes. Témoin ce capitaine d'infanterie amené à notre ambulance, pour une plaie à la cuisse par balle tirée à courte distance. La face interne de la cuisse ne forme qu'une large plaie anfractueuse avec masses musculaires écrasées, éclatées. L'embonpoint du sujet, le grand développement des muscles, avaient seuls protégé les vaisseaux. Témoin, ce petit lieutenant arrivant à l'ambulance pour y mourir quelques heures après, exsangue, sans pouls, profondément choqué. Il présentait une plaie du coude par balle, avec orifice d'entrée petit au niveau de la face postérieure du bras et un orifice de sortie à peine plus grand au niveau de la partie antéro-externe de l'avant-bras. La peau était intacte ou presque et, cependant, les parties molles sous-jacentes étaient profondément lésées, os en poussière, muscles éclatés, vaisseaux et nerfs déchirés, rompus.

La balle S moderne, par sa forme même (disproportion notable entre sa longueur et son diamètre) est exposée à ricocher, à frapper les parois non par sa pointe mais par ses parties latérales arrondies, à se retourner, même complètement se présentant par sa grosse extrémité. Une balle peut pénétrer par sa pointe, rencontrer un os, ricocher et sortir par sa partie latérale faisant éclater muscles et parties molles. Cette même balle S à cuirasse moins homogène que la balle D est exposée à la rupture. Il n'est pas rare de trouver dans les tissus sa chemise déchiquetée, recroquevillée, parfois en plusieurs fragments complètement séparée du plomb.

Témoin ce blessé qui présentait une plaie au niveau de la face antéro-supérieure de la clavicule, une fracture de l'omoplate et un gros hématome dans la fosse sous-épineuse. L'incision de l'hématome permet de retirer plongeant dans un magma musculaire la chemise de la balle, déchiquetée, avec deux autres fragments inclus dans le muscle sous-épineux.

Les plaies |par balles rondes (shrapnell) nous ont paru les moins graves de toutes, les désordres musculaires qu'elles produisent étant peu marqués. Nous avons toujours présent à la mémoire ce brancardier qui avait reçu, au niveau de la région lombaire gauche, un shrapnell. La radioscopie permet de déceler le projectile au niveau de la paroi latérale droite de l'abdomen. Cette balle avait glissé le long des muscles, sans produire de dégâts notables. Le blessé, guéri très vite, a repris son service sans inconvénient, malgré la persistance du projectile.

Plaies par éclats d'obus gros ou moyens le plus souvent uniques.

Plaies très fréquentes et d'une gravité toute particulière. — Prenons, pour exemple, un type fréquent : plaie de la cuisse par éclat d'obus.

Orifice d'entrée plutôt moyen sans caractère particulier d'où s'écoule du sang, pas d'orifice de sortie. On débride la peau, l'aponévrose paraît déchirée plus ou moins irrégulièrement, mais peu largement, on l'incise, les muscles viennent faire saillie. On les incise, pouvant suivre l'éclat d'obus à la traînée brunâtre qu'il a tracée dans les muscles, au trajet toujours visible qu'une sonde cannelée peut repérer, et de proche en proche, on tombe sur l'éclat recouvert, coiffé de débris de vêtement, souillé de terre, au milieu d'une bouillie musculaire. *Là est le maximum de lésions.*

Les muscles y sont noirâtres, grisâtres, ne saignant pas, animés d'aucun mouvement fibrillaire lorsqu'on les sectionne. Ce petit foyer est capital, c'est de là que partira l'infection, c'est de lui comme point de départ que gagnera la mortification des tissus musculaires. Ajoutez-y quelques petits hématomes de-ci de-là, quelques traînées rougeâtres le long des gaines musculaires et vous aurez l'aspect typique, le plus fréquent d'une plaie par éclat d'obus.

On peut rencontrer également une plaie en séton avec gros délabrements musculaires, osseux, avec peau presque intacte ; des plaies présentant toutes les gammes des lésions des parties molles sous-tégumentaires et tégumentaires, mais la lésion type, caractéristique de ces plaies par éclats d'obus est celle décrite plus haut.

Plaies par grenades, torpilles, petits éclats (105). — Les plaies par grenades, par torpilles, par petits éclats d'obus (105 en particulier) sont surtout caractérisées par leur multiplicité. Un membre, une fesse, sont criblés de petits orifices de toutes tailles, depuis une lentille jusqu'à la pulpe d'un doigt, petits orifices souvent à peine marqués, recouverts d'une croûte noirâtre. Vient-on à radioscoper le blessé, on est surpris de la profondeur à laquelle on rencontre le corps étranger, le plus souvent vecteur de débris vestimentaires. Le trajet du projectile est sinueux, tortueux, étroit, échappant le plus souvent lors d'un débridement à l'investigation même la plus attentive.

Tels sont, résumés rapidement, les principaux caractères morphologiques des plaies produites par les différents projectiles. De cette courte étude nous pouvons tirer les conclusions très importantes, conclusions qui dominent l'évolution et le traitement de ces plaies.

1° Les lésions des téguments n'ont le plus souvent, dans l'immense majorité des cas, aucun rapport avec les lésions profondes. Le simple aspect extérieur de la plaie ne peut le plus souvent donner aucune indication sérieuse suffisante de l'étendue des lésions profondes.

2° Les plaies de guerre par armes à feu (sauf de rares exceptions pour certaines plaies par balles)

*peuvent être considérées comme infectées primitive-
ment. La présence presque constante de débris
vestimentaires, les lésions musculaires et vasculaires, permettent de comprendre leur évolution
et leurs complications infectieuses, le plus souvent
graves si on n'intervient pas précocement et largement.*

A ces deux caractères primordiaux nous pourrons
ajouter que les plaies de guerre actuelles par éclats
d'obus, grenades, torpilles, sont presque toujours
des plaies multiples, ce qui aggrave singulièrement
leur pronostic.

Evolution. — Pour fixer les idées reprenons notre
type de plaie par éclat d'obus décrit plus haut. Nous
avons vu que l'éclat frappant les masses musculaires,
gorgées de sang, remplies de plasma, les a fait éclater, les a profondément altérées. Lors du débridement de ces plaies, on est frappé par la dilacération
des masses musculaires, leur éclatement, leur coloration allant du rouge brun foncé à la teinte feuille
morte, les foyers ecchymotiques qu'elles renferment,
foyers qui fusent le long des masses musculaires,
parfois très loin. Les muscles ne saignent pour ainsi
dire pas. Vient-on à les couper ; pas de contractions
fibrillaires, ils sont frappés à mort. Le maximum des

lésions, avons-nous vu, est au point d'arrêt de l'éclat, entouré, coiffé de débris vestimentaires souillés de terre.

Il existe des lésions vasculaires indéniables, se traduisant non seulement par les foyers hémorragiques, mais encore par des infiltrations hémorragiques, le long de la gaine des vaisseaux, ces derniers peuvent être confus, d'où oblitération artérielle ou veineuse, par conséquent trouble circulatoire important.

Il existe donc là toutes les conditions requises pour la pullulation microbienne, pour le développement de l'infection amenée par les débris vestimentaires et l'éclat.

Outre cette répercussion immédiate sur l'état local, la blessure va **réagir** plus ou moins sur l'état général. Le blessé est le plus souvent très anémié, les muqueuses sont décolorées, le facies pâle, le pouls est petit, rapide, l'état général mauvais, il existe de la coloration sub-ictérique des conjonctives. Les complications infectieuses les plus graves, phlegmons, gangrènes avec ou sans gaz, érysipèle, peuvent survenir.

Nous avons pris là un type moyen relativement fréquent, on comprend aisément que tous les cas peuvent se présenter, blessures largement exposées avec état général parfait et température peu élevée, blessures très graves quoique avec lésions cutanées minimes, avec infections très marquées dès le début, certains blessés atteints de fractures de cuisse ouvertes, certains blessés atteints de plaies graves du genou arrivant à l'ambulance 5 ou 6 heures après leur blessure ont déjà une température très élevée, 39-40°, et l'état général très mauvais, ils sont primitivement, profondément infectés.

Policard et Phelip ont bien étudié microscopiquement, les premiers stades de l'évolution des lésions dans les blessures par éclats d'obus. Ils ont montré dans un mémoire paru dans le *Lyon chirurgical* (N° 1, 1916) :

1° Que, jusqu'à la cinquième ou sixième heure après le traumatisme on ne constate aucune modification au niveau de la plaie. Il y a là une sorte de sidération très longue ; 2° que les microbes commencent à pulluler vers la neuvième ou douzième heure, avec maximum de développement au niveau des débris vestimentaires ; 3° qu'à partir de la douzième heure les microbes continuent à pulluler, que les leucocytes commencent à affluer et que de profondes modifications se produisent dans l'aspect de ces globules blancs qui se transforment en globules de pus. Suivant tel ou tel cas, l'enkystement du projectile et des débris se produit, ou bien les phénomènes d'infection se développent.

Ces auteurs insistent sur un point qui nous a paru également très important : c'est la nature des tissus nécrosés qui entourent les débris infectants. Les muscles riches en hydrate de carbone étant de meilleurs éléments de culture que le tissu graisseux ou fibreux riche surtout en collagène. Les tissus broyés, éclatés, ayant, suivant la forte expression d'Hugounenq, subi un véritable broyage moléculaire, sous l'action de ferments personnels ou bactériens, des corps multiples se produisent (amines, corps à compositions diverses) qui, absorbés, agiront localement sur la blessure, amenant la nécrose progressive des tissus environnants ou, sur l'individu tout entier, donnant lieu aux phénomènes si graves d'intoxications aiguës ou suraiguës que nous avons tous pu observer.

Nous n'avons que de rares occasions de contrôler la nature des bacilles trouvés dans les plaies. Les plus fréquents paraissent être le perfringens, le vibrion septique, puis, les microbes aérobies streptocoque et staphylocoque. Le plus souvent il y a une véritable purée de microbes.

Du reste, cette variété, cette complexité de la flore de la plaie n'a, à notre point de vue, qu'une importance très restreinte, ce qu'il importe avant tout, c'est la défense de l'organisme. Une plaie n'est dangereuse que si elle reste anfractueuse, si elle est non débridée, si les microbes continuent à y trouver un terrain favorable à leur développement. Les réactions de défense de l'individu jouent également un très grand rôle.

Nous n'avons qu'un moyen de le constater, c'est l'étude des réactions humorales au niveau même de la plaie, c'est une méthode féconde en résultats. Elle n'est malheureusement encore qu'à ses débuts, mais tout ce que notre maître Pierre Delbet a pu tirer de sa méthode de pyoculture nous permet de bien présager de l'avenir.

CHAPITRE PREMIER

Traitement des plaies de guerre, en particulier des plaies des parties molles dans une ambulance de l'avant.

De l'étude succincte que nous venons de faire, de la nature et de l'évolution des plaies de guerre par armes à feu, nous pouvons tirer les conclusions thérapeutiques suivantes :

Pendant les premières heures il semble bien qu'il y ait au niveau de la plaie une phase de ralentissement, d'arrêt dans le développement des germes et dans les défenses de l'organisme, une période de sidération où les germes restent localisés au point d'apport ; le terrain est tout préparé, la semence y est déposée, mais la graine n'est pas encore germée. Les conditions requises pour le développement de l'infection sont réunies, plaies anfractueuses à l'abri de l'air, renfermant l'éclat et les débris vestimentaires avec nécrose des tissus environnants,

Par conséquent, deux nécessités primordiales s'imposent au chirurgien, la première, de recevoir le plus tôt possible après leur blessure les blessés ; la deuxième, de débrider largement le trajet, d'extirper les corps étrangers, les débris vestimentaires, les éléments nécrosés, en un mot, éplucher la plaie avec soin, en la débarrassant des corps morts qui l'encombrent.

La première condition est facteur à la fois de l'organisation du service de santé et des péripéties de la bataille. Les blessés, amenés par les brancardiers ou venus d'eux-mêmes, arrivent au poste de secours. Là, ils ne peuvent recevoir qu'un simple pansement avec désinfection aussi rapide que possible ; le médecin ne peut là qu'appliquer un appareil provisoire pour immobiliser un membre fracturé, qu'installer un pansement de fortune pour arrêter une hémorragie. Vouloir là, en un milieu encombré, septique, sans installation suffisante, sous un bombardement souvent violent, dans les plus mauvaises conditions morales et physiques faire une ligature, une hémostase définitive me paraît une tâche difficile, sinon impossible. Le maximum possible et désirable c'est de pratiquer un simple tamponnement de la plaie, avec bandage serré, suffisant dans l'immense majorité des cas pour arrêter une hémorragie inquiétante : manœuvre plus chirurgicale et préférable de beaucoup à l'application d'une bande hémostatique à effets si pernicieux. Que de membres voués à la gangrène et à une amputation par ce procédé classique mais désastreux !

Du poste de secours, les blessés sont évacués la nuit et emmenés en automobile le plus rapidement possible, par conséquent, à l'ambulance chirurgicale. Un premier retard à l'évacuation résidera donc dans la difficulté pour le blessé d'arriver ou d'être transporté au poste de secours (encombrement des boyaux, tirs de barrage), on peut y remédier en partie par une installation de boyaux bien défilés réservés à cette évacuation ; un second dans la difficulté de quitter le poste de secours bombardé ; facteur indépendant de la volonté et soumis aux fluctuations de la lutte.

Le blessé arrive à l'ambulance. Celle-ci peut être soit l'ambulance automobile chirurgicale annexée à une ambulance ordinaire qui lui donne l'hospitalisation, ou une ambulance hippomobile ordinaire à destination chirurgicale installée dans une école, dans un château. C'est le cas pour notre ambulance installée à S... dans un château suffisamment près du front pour que les blessés puissent nous y être amenés habituellement de 4 à 8 heures après leur blessure, suffisamment éloignée pour que les blessés puissent y reposer en paix sans craindre un bombardement.

Notre ambulance est installée, outillée parfaitement pour la mission qu'elle a à remplir : Stérilisation par autoclave et Poupinel et étuve à formol, salles d'opérations aseptique et septique, salles de pansement, éclairées à l'électricité. Tout récemment, nous fut adjoint une voiture automobile avec une baraque démontable comprenant une salle de radiographie et une salle d'opération aseptique semblable à celle des ambulances chirurgicales automobiles.

Le blessé amené à l'ambulance est conduit à la salle de tri, où on prend son état civil, où il est déshabillé, où il reçoit une injection de sérum antitétanique.

Suivant le degré et la nature des blessures il est conduit, soit à la salle annexée à la radioscopie (plaies de l'abdomen et de la tête), soit à la salle aseptique ou septique si sa plaie est gravement infectée, si l'origine de la blessure remonte à plus de 15 heures, s'il présente des manifestations de gangrène avec ou sans gaz. Tout blessé en état de shock reçoit une injection de sérum avec huile camphrée et adrénaline. On lui enveloppe les membres inférieurs de ouate.

Tous les blessés même légers sont anesthésiés, on évite ainsi des surprises désagréables et on opère dans des conditions morales et matérielles bien meilleures. L'anesthésique choisi est l'éther moins choquant, moins intoxicant que le chloroforme nocif pour le foie.

L'acte chirurgical commence alors.

Prenons comme exemple une plaie du cuir chevelu. La peau est désinfectée avec soin, teinture d'iode, alcool, éther, le champ opératoire est protégé par des linges de toile autoclavés. L'orifice d'entrée est élargi, la peau qui le borde bleuâtre, contuse est excisée, on tombe sur l'aponévrose, on en résèque les parties qui paraissent touchées et de proche en proche, en suivant le trajet de l'éclat on débride la plaie, on l'épluche, enlevant les tissus ne saignant pas, ne réagissant pas et on arrive le plus souvent sur le corps étranger coiffé de débris vestimentaires et reposant au milieu du magma musculaire. On enlève le corps étranger, on débarrasse la plaie des tissus mortifiés, l'hémostase est faite avec soin, un bon lavage, pour parfaire l'action mécanique soit à l'eau oxygénée, soit à l'éther, est pratiqué, et la plaie recouverte d'un pansement aseptique (gaze stérilisée à l'autoclave).

L'évolution d'une plaie traitée ainsi est fort simple, la température parfois élevée du début 38°5 — 39,

le jour de l'entrée du blessé, descend très rapidement et 2 ou 3 jours après atteint la normale. Le
pansement est renouvelé tous les 2 ou 3 jours, la
plaie bourgeonne rapidement avec suppuration très
minime, simple exsudation non odorante tachant
les compresses, mais pas de pus à proprement parler.
(Tracés 1. 2. 3).

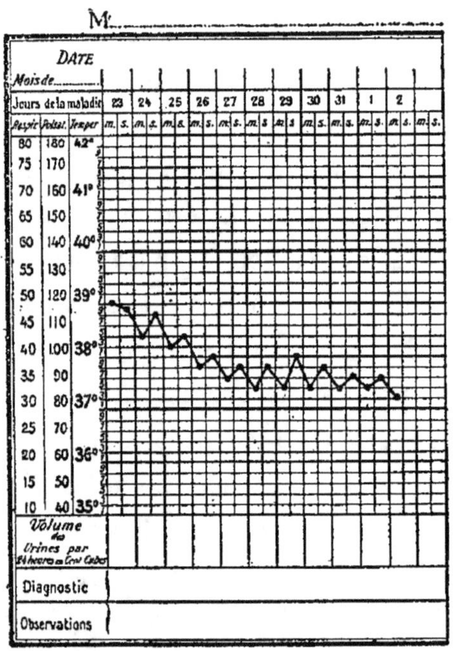

Tracé 1. — Plaie de la région lombaire par éclat d'obus. Débride_
ment large. Les apophyses épineuses sont fracturées, les esquilles
sont enlevées ainsi que l'éclat. Guérison parfaite.

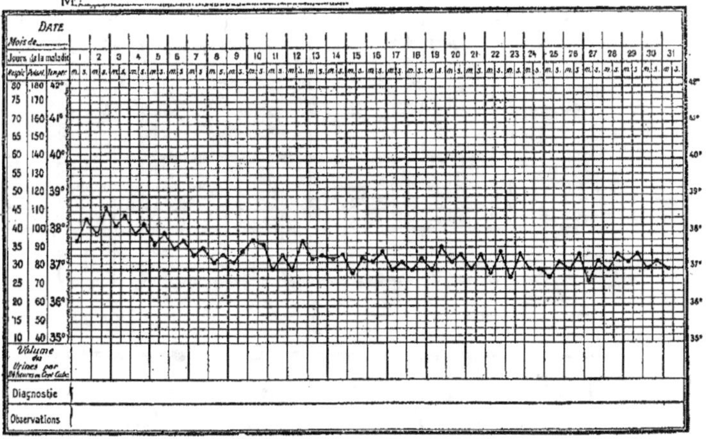

Tracé 2. — Plaie de la région malléolaire externe par éclat d'obus. Fracture des 2 os de la jambe. Débridement large. Guérison parfaite.

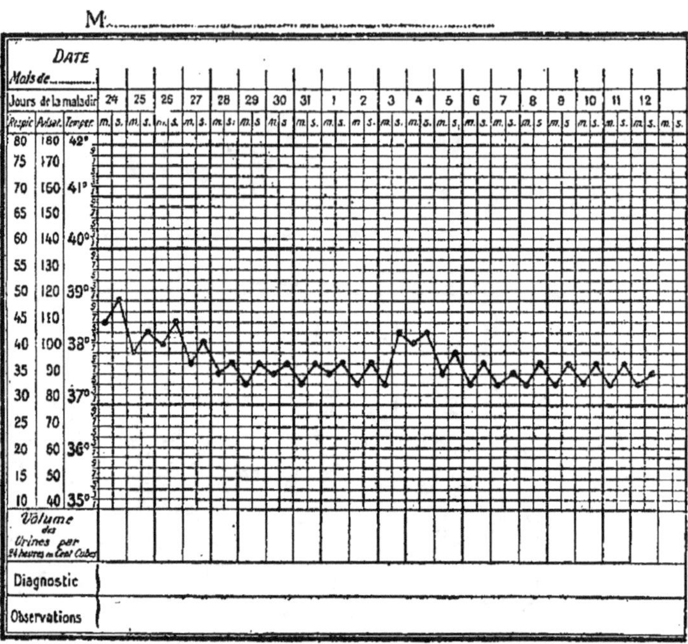

Tracé 3. — Plaie en séton cuisse droite par grenade, plaies multiples du pied gauche. Débridement large. Guérison.

S'agit-il d'un seton, quelle que soit la nature du
projectile (sauf bien entendu le cas d'orifice punctiforme par balle) nous débridons largement le
trajet. Au début, suivant le principe classique nous
nous contentions de débrider les orifices d'entrée et
de sortie et de mettre un drain, mais très rapidement nous avons constaté les inconvénients de ce
drainage. Le drain entretient la suppuration. Vient-
on, plus tard, pour une cause quelconque à débrider

le trajet, on trouve les parois tapissées d'un exsudat gélatiniforme en frai d'anguille renfermant souvent un petit débris vestimentaire, un petit corps étranger qui avait passé inaperçu, le drainage à travers une masse musculaire bridée par une forte aponévrose comme à la cuisse, par exemple, est absolument illusoire. Le drainage au niveau des régions vasculaires importantes est dangereux ; que d'hémorragies secondaires graves qui n'ont pas eu d'autres causes ! Nous ne drainons que dans les cas où le débridement occasionnerait un délabrement par trop considérable et nous le faisons toujours à contre-cœur, car le plus souvent nous avons eu des déboires.

Nous recevons un blessé par éclat d'obus, orifice d'entrée au niveau de la région lombo-iliaque droite, orifice de sortie, face antéro-externe de la cuisse du même côté. Orifices moyens par où s'écoule une sérosité sanguinolente. Nous débridons de proche en proche et nous tombons sur un magma musculaire avec esquilles énormes, hématomes considérables et gros gâteau vestimentaire. Nous enlevons les esquilles, réséquons les muscles mortifiés, faisons un nettoyage mécanique aussi soigné que possible de la plaie.

Le blessé, très shocké, infecté primitivement, 39° à son entrée, a vu très rapidement sa fièvre tomber, sa plaie se déterger et son état général redevenir bon. Que serait-il advenu d'un débride-ment timide des deux orifices et d'une réunion par un drain de caoutchouc ? Septicémie sûrement, et mort probablement.

Plaie du mollet par éclat d'obus. — L'éclat est pro-fond sous le soléaire, on débride et on draine par un tuyau de caoutchouc. Sur trois cas ainsi traités, une mort, par gangrène gazeuse, avec amputation, deux phlegmons graves avec amputations. Il aurait suffi de débrider largement la plaie en partant de l'ori-fice d'entrée, de faire une incision large sur la face postérieure réclinant un des jumeaux, l'interne ou l'externe suivant le côté, inciser largement le so-léaire, maintenir la plaie béante et on aurait guéri les blessés comme le prouve notre pratique jour-nalière.

Tel est le traitement chirurgical des plaies des parties molles pratiqué dans notre ambulance. Du jour où il a été pratiqué dans toute sa rigueur, nous avons vu disparaître les phlegmons, les gangrènes gazeuses, et les suppurations interminables. Les blessés sont à peu près apyérétiques, l'état général est excellent, les plaies bourgeonnent très vite, et le séjour à l'ambulance en est très écourté.

Il nous reste à traiter, pour terminer cet exposé

peut-être un peu fastidieux la question des antiseptiques et celle de la suture secondaire ou immédiate des plaies.

De l'emploi des antiseptiques dans le traitement des plaies de guerre.

Devant l'écroulement des espérances fondées sur
l'asepsie présumée de la plupart des blessures de
guerre, devant la résurrection de ces plaies infectées
où le pus coulait à flot, de ces complications terribles (gangrène gazeuse, pourriture d'hôpital, érysipèle bronzé) disparues depuis si longtemps de nos
hôpitaux ; les chirurgiens, au début de la guerre,
crurent devoir, pour juguler l'infection qui les dé-
bordait, recourir à tous les antiseptiques connus et
inconnus. Ce fut l'ère de la recherche du panacée
universel, de l'antiseptique assez puissant pour juguler l'infection : eau oxygénée, permanganate,
eau de Javel, hypochlorite, formol, baume et pom-
mades polyantiseptiques, tout fut essayé, vanté,
abandonné successivement. Cependant, les re-
cherches des physiologistes, l'étude des éactions
cellulaires au niveau des plaies, l'étude expérimen-
tale de l'action des différents antiseptiques sur le
développement des microbes jointe à une meilleure
connaissance clinique de l'évolution des plaies de

guerre, montrèrent l'inanité de l'emploi exclusif des antiseptiques. Les travaux de Wright, surtout ceux du Professeur Pierre Delbet, montrent le peu de pouvoir bactéricide de la plupart des antiseptiques, leur action nocive sur les plaies en diminuant la phagocytose, en annihilant les défenses de l'organisme achèvent l'œuvre déjà en partie accomplie par l'observation clinique et le Professeur Dastre pouvait déjà, en octobre 1915, proclamer la seconde faillite de l'antiseptique. L'infection est facteur des corps étrangers inclus dans la plaie, des débris vestimentaires, de la nécrose des tissus, des conditions anatomiques locales (troubles vasculaires, manque d'oxygène, plaies à l'abri de l'air et de la lumière). Le plus puissant des antiseptiques est impuissant à combattre cette infection et à l'empêcher de se développer.

L'action mécanique de l'acte opératoire débarrassant la plaie des corps étrangers et des éléments nécrosés, mettant largement à l'air les surfaces lésées est autrement puissante. Aux défenses naturelles de l'organisme à faire le reste ; aidées par l'emploi des solutions cytophylactiques (chlorure de sodium, chlorure de magnésium), de l'héliothérapie, de l'air chaud, de tout ce qui peut exalter les fonctions cellulaires, de tout ce qui peut aider à l'élimination des tissus nécrosés. Si l'on veut conserver dans le

traitement des plaies l'usage de quelques substances
dites à tort antiseptiques, ce sera simplement
celles dont les propriétés dissolvantes sont bien
établies.

Elles aideront à l'action mécanique des ciseaux
pour débarrasser la plaie des plaies nécrosées, des
éléments mortifiés. La liqueur de Dakin, la méthode de Carrel ne vaut, à mon humble avis, que
pour ce motif. L'erreur capitale des premières pu-
blications sur ce liquide, sur cette méthode, celle
de la fameuse circulaire de Tuffier qui souleva des
discussions si véhémentes à la société de chirurgie
fut de ne pas nous donner un aperçu complet de
la thérapeutique employée et d'avoir paru faire
croire que la liqueur de Dakin, à elle seule, pouvait
suffire à désinfecter une plaie. Mon ami Pierre
Macquot à la réunion de la ..... armée, rendant
compte d'une mission à l'hôpital même de Carrel
spécifie bien que l'application de la méthode est
précédée d'une intervention chirurgicale précoce,
large et complète (ablation des projectiles, des
corps étrangers, des tissus contus et mortifiés. Le
contact permanent de tous les points de la plaie
avec le liquide de Dakin ne nous paraît n'avoir
d'autre but que de hâter la désintégration des
éléments nobles. Le contrôle de la stérilisation de
la plaie par examen microscopique de la nature de

la sécrétion, permet de faire la réunion secondaire avec toute la sécurité désirable.

La liqueur, à elle seule, ne peut assurer l'asepsie suffisante de la plaie, elle ne peut s'opposer au développement des colonnes microbiennes. Nous en avons vu des exemples frappants :

Récemment nous avons pu observer trois blessés graves, soignés dans une formation voisine par le Dakin. L'ambulance ayant été appelée une autre destination nous avons hérité des blessés. Tous les trois présentaient du pus bleu, tous les trois avaient une suppuration abondante. Il restait des débris mortifiés que nous enlevâmes ; quelques lavages à l'eau salée physiologique, quelques pansements à l'alcool firent disparaître rapidement le pus bleu.

En résumé, l'action des antiseptiques est non seulement illusoire mais dangereuse, entravant les défenses cellulaires, en mortifiant les éléments nobles des tissus. Le nettoyage de la plaie, sa mise à l'air, la disparition rapide des parties mortifiées ont supprimé la suppuration et les complications infectieuses. L'action des hypochlorites, celle de l'eau oxygénée n'agissent que comme dissolvants des tissus en voie de mortification, leur rôle est purement mécanique, l'action des liquides isotoniques, cytophylactiques (solution salée physiologique, chlorure de magnésium) nous paraît avoir une valeur tout autre.

Sutures secondaire et primitive des plaies de guerre.

La cicatrisation des plaies de guerre, même les mieux traitées étant toujours longue, quelques chirurgiens se sont demandés si on ne pouvait pas suturer secondairement ces plaies. Le problème est solutionné aujourd'hui : la suture secondaire des plaies de guerre est possible et d'une efficacité réelle, diminuant la durée de l'hospitalisation et amenant une récupération plus rapide du blessé.

A quelles conditions est-elle possible ?

Une plaie nous paraît cliniquement en état d'être suturée secondairement lorsqu'elle se trouve débarrassée de tous les tissus mortifiés, lorsque la sécrétion est peu abondante et absolument sans odeur, lorsque les tissus environnants sont souples, non œdematiés, lorsque le liseré épidermique commence à se dessiner au pourtour de la plaie, rouge, luisant, avec des bourgeons bien vivants, lorsque la température rectale, prise avec soin, avoisine la normale depuis 8 jours au moins.

Cette formule est purement clinique, l'examen bactériologique peut seul donner un critérium absolu et devra toutes les fois qu'il sera possible être pratiqué.

Carrel et ses élèves, Policar et Desplas, ont beaucoup insisté sur ce fait : sur les frottis on ne doit plus rencontrer de germes, ou tout au plus un par champ de microscope, et ces germes doivent être des cocci, ce qui ne veut pas dire du reste que la plaie est absolument aseptique (les cultures montrant le contraire), mais qu'elle l'est suffisamment pour être suturée. Les résultats fournis par la pyoculture, l'examen cytologique de l'exsudat (70 à 80 0/0 de leucocytes polynucléaires neutrophiles avec 20 à 30 0/0 de mononucléaires, surtout de gros mononucléaires, telle est la formule cytologique nécessaire pour Policard et Desplas) achèvent de donner les garanties les plus complètes.

Comment pratiquer cette réunion secondaire ? Après avivement des lèvres de la plaie (extirpation des liserés épidermiques, après leur décollement pour favoriser la suture, après grattage à la curette des bourgeons charnus, le rapprochement des bords peut se faire, soit par suture, soit par bandelettes agglutinatives (suture en corset de Carrel).

L'évolution de ces plaies réunies secondairement est, dans l'immense majorité des cas, normale. Parfois, un peu de température dans les deux ou trois dremiers jours, un peu d'exsudat au niveau de lèvres de la plaie, un peu de rougeur des fils.

Peut-on aller plus loin et suturer primitivement les plaies ?

Oui, répondrons-nous, si vous recevez de bonne heure vos blessés, si vous êtes dans les conditions matérielles requises pour les opérer aseptiquement et pour les suivre quelques jours. Si vous avez une installation de fortune, ou si les blessés arrivent en masse, vous ne pouvez faire que le plus gros ; si vous devez expédier vos blessés le lendemain vers l'hôpital d'évacuation, ne suturez pas, mais laissez largement ouvert. La suture demande du temps, une asepsie rigoureuse, une immobilisation suffisante du membre ; la température doit être prise avec soin, il peut y avoir le premier jour une élévation thermique qui peut provenir d'autres causes que de l'état de la blessure (la plaie restant souple, sans rougeur de ses lèvres) toutes considé-rations qui exigent les soins d'un même chirurgien pendant quelques jours tout au moins.

Ces conditions étant remplies, le reste est une question d'espèce. Les plaies par balles, par éclats d'obus, les petits sétons qui peuvent être débridés, examinées dans leurs coins et recoins les plaies qui intéressent surtout les couches superficielles graisseuses ou celluleuses, les masses masculaires peu développées, toutes celles qui reposent sur un plan aponévrotique ou osseux résistant, les plaies en un mot que vous pouvez facilement débarrasser de leurs corps étrangers, de leurs tissus nécrosés ou nécrosables sont les cas idéaux pour la suture primitive. Les plaies intéressant les grosses masses musculaires, offrent un certain aléa, dû à l'impossibilité de fixer *a priori* la part de ce qui doit se nécroser, de ce qui doit être enlevé. Enlevé tout ce qui ne saigne pas, enlevé tout ce qui ne réagit pas sous le bistouri par une contraction fibullaire caractéristique est un critérium parfois insuffisant. Les plaies par grenade, par éclat de torpille à trajets tortueux intra-musculaires où il est parfois impossible de suivre la route suivie par le projectile, difficiles à débrider dans toute leur étendue. Les lésions des os ne sont pas une contre-indication, tout dépend de leur intensité. Nous avons suturé des plaies à esquilles adhérentes à l'os, peu développées de l'humérus. Nous n'avons jamais suturé des plaies de cuisse avec fracture de fémur. Nous verrons en étudiant les plaies articulaires, les indications de la suture primitive dans leur traitement.

Comment pratiquer cette suture primitive ? Le premier temps nécessaire, la condition *sine qua non*, c'est le débridement anatomique et aseptique de la plaie ; désinfection très soignée de la peau environnante, excision des orifices d'entrée et de sortie lorsqu'ils existent. Ce temps de l'opération pratiqué, il est préférable, avant de continuer, de changer d'instrument. Le trajet est largement incisé, épluché, toutes les parties molles nécrosées ou nécrosables, tout ce qui paraît peu viable, sera incisé, les corps étrangers enlevés avec soin, une hémostase soignée est absolument indiquée et indispensable. Cette action mécanique au bistouri, au ciseau, sera suivie d'un lavage abondant à l'éther ou d'une application d'air chaud. Les deux nous ont donné d'excellents résultats. Les muscles sont ensuite rapprochés par des points au catgut de façon à combler les espaces morts, l'aponévrose est suturée, enfin la peau est réunie par des points séparés au crin. Nous préférons cette suture à points séparés à une suture en masse au fil d'argent ou de bronze. Pas de drainage.

Dans d'autres cas, une suture partielle sera de mise, excluant ainsi telle ou telle partie suspecte laissée à l'air ou bien un petit drain sera mis au point déclive sortant par l'incision de décharge si besoin est.

Comment évoluent ces plaies ? dans l'immense majorité des cas très simplement. La température avoisine le plus souvent la normale, parfois légère oscillation thermique les premiers jours, rarement élimination d'un fil, rougeur légère au niveau des fils, rarissimement on sera obligé de faire sauter les points.

Voici pour terminer et résumer la question, une observation convaincante.

Plaie en séton, par balle, orifice d'entrée au niveau de la fosse lombaire droite, sous la 12e côte, orifice de sortie au milieu de la fesse du même côté. Incision soignée des orifices d'entrée et de sortie. Débridement large de la plaie, le projectile a cheminé profondément dans les muscles de la paroi entre le petit oblique et le transverse a perforé la fosse iliaque osseuse externe au niveau de sa partie supérieure près de la crête (fracture de l'os iliaque), traverse le milieu supérieur du grand fessier pour sortir en cheminant sous le tissu cellulaire sous-cutané très obliquement. Toutes les parties suspectes sont excisées, les petits débris de vêtements épars dans la plaie, les petits caillots sont enlevés, l'hémostase est faite soigneusement. Les muscles sont suturés en plaie, par plusieurs points au catgut. La peau est suturée dans presque toute l'étendue de la plaie, sauf au niveau des orifices d'entrée et de sortie où il reste grand comme une pièce de 5 francs non suturé. Evolution normale sauf un peu de tempéra-

ture les premiers jours, pas de rougeurs, pas de gonflement. Réunion secondaire des plaies des orifices.
(Tracé n° 4).

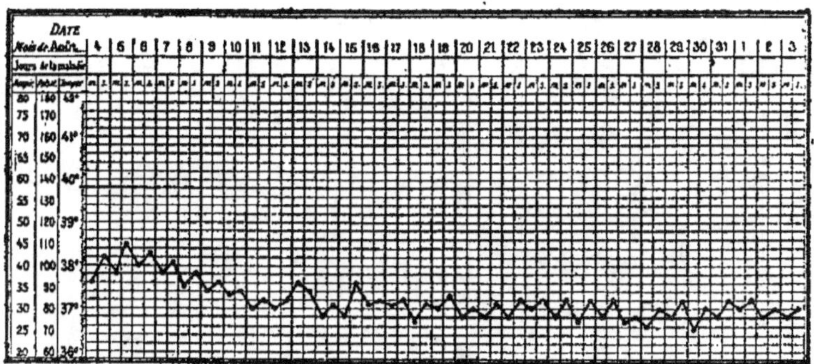

Tracé 4. — Plaie en séton flanc droit. Orifice d'entrée face lombaire
sous la 12e côte, orifice de sortie partie moyenne de la cuisse, fracture de l'os iliaque Débridement complet du trajet. Suture de
la plus grande partie de la plaie sauf les 2 orifices.

Voilà une plaie qui, débridée largement et laissée
ouverte aurait demandé des semaines à fermer, et
qui, au bout de 10 jours, les fils enlevés, est cicatrisée.

CHAPITRE II

Gangrène gazeuse.

Une des surprises et non des moindres, qui attendait les chirurgiens militaires au début de cette guerre, fut la réapparition de cette complication terrible des plaies qu'il est classique d'appeler depuis Salleron gangrène gazeuse. Dénomination du reste aussi peu précise que possible, d'où multiplicité de la synonymie (septicémie gangréneuse, emphysème traumatique, œdème aigu purulent, gangrène foudroyante, gangrène érysipélateuse, infection gangréneuse) d'où la confusion des descriptions, confondant des infections dissemblables.

Aussi, pour bien préciser la question et ne permettre aucune équivoque, nous désignerons sous ce nom, avec Sacquépée, une affection caractérisée :

1° Anatomiquement par de l'œdème, par de l'in-filtration gazeuse, par des altérations musculaires tout caractère variable du reste d'intensité suivant les cas.

2° Cliniquement par l'œdème toujours appréciable, l'odeur spéciale caractéristique, l'infiltration gazeuse, des phénomènes généraux toujours très marqués et l'évolution presque toujours rapide, mortelle si on n'intervient pas.

Nous éliminons donc de suite :

Les infiltrations gazeuses localisées à une plaie du voisinage.

Les phlegmons gazeux dont les manifestations demeurent superficielles et sont curables par les petits moyens chirurgicaux (Tuffier).

Ces affections peuvent, du reste, coexister avec la gangrène gazeuse ; car nul aujourd'hui n'ignore la complexité clinique, anatomique et bactériologique des plaies de guerre.

Etiologie. — La gangrène gazeuse se déclare, le plus souvent, au niveau des plaies anfractueuses, à grands délabrements musculaires osseux au niveau de ces plaies à téguments à peu près intacts, mais à lésions profondes très marquées.

Types : plaies de cuisse par éclats d'obus, fractures comminutives du fémur.

Dans un précédent chapitre sur l'évolution des plaies de guerre, nous avons montré le rôle du foyer de contusion musculaire profond, entourant l'éclat et les débris vestimentaires, le rôle des suffusions sanguines le long des gaines vasculaires. De ce foyer part l'infection, le long des gaines elle se propage.

A ces lésions musculaires produites par l'effet mécanique de l'éclat, par la projection des esquilles osseuses, viennent s'ajouter des lésions nerveuses amenant une sorte d'inhibition, de sidération au niveau de la plaie, les lésions vasculaires (très importantes, nous y reviendrons à plusieurs reprises) : hématome souvent énorme, parfois localisé à l'orifice de sortie, oblitération des veines et des petites artères, déchirées, contuses ; compression des gros troncs par l'hématome, contusion même et parfois rupture. Ces lésions entraînent la nécrose rapide des tissus lésés et leur mortification, ce qui joint à l'absence d'oxygène permet de comprendre combien est favorisé le développement des germes aérobies producteurs de gaz.

On comprend donc aisément le rôle nocif et prépondérant des éclats d'obus, presque toujours vecteurs de débris vestimentaires, de terre ; des grenades, des torpilles, de certains obus (105) disséminant leurs éclats multiples et un peu partout dans les masses musculaires et produisant des lésions musculaires si marquées.

Les régions à gros développement musculaire bridé par des aponévroses résistantes, permettant mal le drainage, cuisse, mollet, fesse, seront les régions de prédilection pour le développement de la gangrène. Sur 45 cas, Chalier note 35 du membre inférieur, 10 du membre supérieur. Les autres régions en sont exceptionnellement le siège.

A côté de ces causes locales, prépondérantes, capitales, s'ajoutent des causes d'ordre général :

Evacuation défectueuse des blessés amenant un retard dans le traitement des plaies ou bien causé par des impossibilités matérielles (tous nos cas de gangrène gazeuse, au moment de l'offensive de Champagne (septembre 1915), ont été constatés sur des blessés étant restés 2, 3 jours sans pouvoir être relevés par suite de bombardement ; ou encore par une organisation défectueuse (longueur du trajet en chemin de fer, pansements non refaits).

Ajoutons-y la mauvaise hygiène des tranchées, l'action de l'humidité, du froid humide, et vous aurez l'explication de l'apparition de la gangrène gazeuse, après la Marne et dans les premiers mois de guerre de tranchée, septembre 1914, automne' hiver 1914, printemps 1915. *Ombredanne la constate d'une façon très nette en son hôpital de Verdun.*

Bactériologie.

Cette affection fut longtemps attribuée au seul vibrion septique. Les travaux de Morand (1877), Trifaux, Chauveau et Arloing, Forgues (1886), semblaient avoir tranché définitivement la question. Les travaux plus modernes de Veillon et Zuber, de Fraenkel, de Guillemot, de Regnault, montrèrent qu'à côté du vibrion septique on pouvait rencontrer d'autres bacilles anaérobies et en particulier le perfringens. Même, dans certains cas, on peut rencontrer des aérobies, coli-bacilles (Chavigny), le bacille septique aérobie (Lecène et Legros). Les travaux de Penza, Besson, Roger, montrèrent le rôle des associations microbiennes.

Tel était, avant la guerre, l'état très résumé de la question.

Ombredanne, dans une étude très documentée des cas observés par lui à Verdun, montre que les bacilles les plus souvent trouvés furent le vibrion septique et le perfringens. Cependant, d'après lui, et d'après ses collaborateurs Michaux et Besredka la question du vibrion septique doit être réservée. Les grains jaune-safran, rencontrés dans certains cas de gangrène, fourmilleraient de vibrions septiques ou

d'un bacille très analogue en symbiose avec un dy-
plocoque encore indéterminé.

Sacquépée a trouvé dans certaines formes œdé-
mateuses et œdémo-gazeuses un agent pathogène
toujours le même, qu'il appelle le *Bacillus bellonensis*, bacille strictement anaérobie « se présen-
« tant sous forme de bacille de longueur variable,
« souvent courbé ou flexueux, parfois en chaînettes,
« plus souvent isolé. Il donne des spores oblongues
« rares en bouillon glucosé, plus abondantes en
« bouillon Martin ».

En gelose Veillon, les colonies isolées sont dis-
tinctes et différenciées en 24 heures à 37°. Vues à
la loupe en éclairage intense, elles se composent d'un
noyau central brunâtre, entouré d'une auréole plus
claire, un peu argentée, limitée par un contour irrégulier, festonné ou crénelé donnant, parfois, des
filaments périphériques. En 48 heures aspect analogue. Sur gélatine, colonie blanchâtre plus ou moins
floconneuse ; en bouillon Martin, d'abord trouble,
uniforme, puis contraction en grumeau, finalement
précipitation en masse, à ce moment on trouve un
liquide clair avec dépôt au fond. Il se dégage
quelques bulles gazeuses.

Le bacille coagule le lait de 5 à 8 jours avec légère sécrétion acide ; fermente fortement le glucose
et le mallose, moins fortement le lévulose et le ga-

lactose. Une culture pure injectée à un cobaye,
amène la mort de ce dernier reproduisant les lésions
observées chez l'homme dans les formes œdéma-
teuses.

Description clinique et anatomique. — Forme diffusée, généralisée d'emblée.

Un soldat blessé à la cuisse par éclat d'obus est
amené à l'ambulance 24 heures après sa blessure.
Vous l'interrogez, il répond parfaitement à vos
questions, il paraît avoir conservé toute son intelli-
gence et, cependant, vous êtes frappé par son abatte-
ment, son état de dépression physique, vous avez
l'impression nette d'un homme touché très gravement. Le facies est pâle, les muqueuses décolorées,
les conjonctives sub-ictériques, le nez est pincé, le
front couvert de sueur, la respiration est rapide
(cette dyspnée *sine materia* est un signe très important et qui doit de suite attirer l'attention. Vous
prolongez votre examen et vous constatez que le
pouls est rapide, parfois irrégulier, souvent dicrote,
hypotendu, la température est à 38°5-39, rarement
40. — Cédant aux sollicitations, aux plaintes réité-
rées du blessé accusant une douleur vive au niveau
du membre lésé, réclamant d'être débarrassé de son
pansement qui, dit-il, le serre atrocement, vous

faites sauter la bande et de suite vous êtes frappé par l'odeur spéciale *sui generis*, odeur de souris, de cadavre absolument caractéristique (cette odeur du reste peut manquer tout au début de l'affection). Le pansement enlevé, vous avez sous les yeux une plaie à orifices déchiquetés, bleuâtres, laissant s'écouler un liquide sanieux, à odeur infecte, parfois quelques bulles de gaz. La peau est marbrée de taches violacées rougeâtres avec maximum au niveau des gaines vasculaires, par places, elles sont d'un brun vert, bronze ou noirâtre, encre de Chine. Çà et là quelques phlyctènes remplies d'un liquide hématique, brûnâtre, fétide. Les téguments sont œdématiés et cet œdème dur, bien différent de l'œdème mou trahissant les collections profondes nivelle les saillies, comble les dépressions, enlève toute forme au membre. Vient-on à toucher du doigt cette masse informe, à passer à sa surface un rasoir on éprouve très nettement une sensation très particulière, une sorte de crépitation neigeuse, parfois on entend et on sent tactilement et auditivement, une sorte de bouillonnement plus ou moins profond. De petites chiquenaudes imprimées à la peau permettent de déceler un tympanisme très net.

Ce tympanisme a des maxima, au-dessous de la plaie, le long de la gaine des vaisseaux, au niveau du triangle de Scarpa. Si on n'intervient pas, cet emphysème va gagner la fesse, l'abdomen. Les phénomènes généraux vont s'accentuer, et le blessé, très rapidement en 24, 36 heures, va être emporté parfois en pleine connaissance euphorique ; parfois délirant, toujours profondément intoxiqué, quelquefois à la suite de phénomènes bulbaires (vomissements, arrêt du cœur, troubles respiratoires).

Anatomiquement, on constate, la peau incisée, un tissu cellulaire gorgé de sérosité brunâtre, avec bulles de gaz, sous l'aponévrose blanchâtre, lavée, vous trouvez des muscles brûnatres, parfois grisâtres, noirâtres, comme fumés, ne saignant pas, parfois gorgés de bulles de gaz, s'en allant par morceaux.

Le long des gaines musculaires, le long des vaisseaux, longue traînée ecchymotique, avec gaz en quantité plus ou moins abondante, et souvent, pour ne pas dire toujours, un foyer où les lésions musculaires sont plus intenses, véritable bouillie brunâtre ou grisâtre à odeur infecte entourant le projectile et les débris vestimentaires. C'est le foyer initial d'où est partie l'infection. Telle est, rapidement esquissée, cette forme diffuse d'emblée, forme classique décrite d'une façon si détaillée par les chirurgiens militaires de la guerre napoléonienne.

A côté de cette forme diffuse, différant d'elle cependant par certains points particuliers, nous rangerons les deux cas que nous avons observés. Il s'agissait de plaies du mollet par éclats d'obus. La plaie avait été débridée largement, l'éclat enlevé. Tout alla bien pendant 3 jours, la fièvre était descendue, lorsque subitement, vers le cinquième jour l'état général s'aggrava considérablement, la fièvre monta à 39°5, les blessés se plaignaient de douleurs vives, le mollet et la jambe étaient énormes, œdème dur, non tympanique, pas d'emphysème sous-cutané. On incise, et on trouve faisant hernie sous-l'aponévrose, des masses musculaires d'un rose pâle, gorgées de gaz, absolument analogue à du poumon rempli d'air. Devant ces lésions généralisées à toute la jambe l'amputation s'impose et, malgré tous nos efforts, les blessés succombent quelques heures après. Ces deux cas rappellent ceux décrits par Gatelier sous le nom d'infiltration segmentaire, massive, exubérante. Forme très grave puisque, d'après lui, elle nécessite l'amputation immédiate.

A côté de ces formes diffuses d'emblée nous pourrons décrire des formes très localisées, simples foyers de gangrène gazeuse limités à un segment du membre face interne de la cuisse par exemple. Ce sont du reste les mêmes lésions, les mêmes symptômes que ceux décrits précédemment, mais sur une moindre étendue, et avec une moindre gravité,

quoiqu'il ne faille pas oublier que ces formes localisées peuvent se transformer en formes diffuses et
mortelles.

Dans certains cas, la plaie présente au niveau des
téguments, soit au-dessus du foyer gangréneux, soit
en son absence, des modifications particulières qui
vont dominer l'évolution de la blessure, et lui donner
ses caractères particuliers ; ce sont les formes à pré-
dominance cutanée, bien décrites par Ombredanne.

Avec cet auteur nous en distinguerons 3 types :

Erysipèle bronzé, érysipèle jaune d'or, érysipèle
blanc.

1° *Erysipèle bronzé.* — Bien décrit autrefois par
Velpeau : 48 heures après la blessure, le plus souvent nous voyons apparaître au niveau de la plaie,
des taches, des traînées plutôt occupant les méplats,
les régions correspondant aux insertions des muscles,
au trajet du vaisseau ; ces taches ont une coloration
toute particulière, elles sont bronzé, chamois clair
ou chamois foncé. Ces plaques présentent ou bien le
phénomène de la peau d'orange, elles sont épaisses,
ou bien, à leur niveau la peau reste souple et alors
la chiquenaude y fait percevoir une sonorité toute
particulière. Si on les incise, on trouve le tissu
cellulaire, la gaine des vaisseaux remplis d'une
sérosité rousse ou noir-violacé. Cet érysipèle bronze

progresse avec une très grande rapidité, en 2 heures il peut gagner plusieurs centimètres, atteignant la racine du membre, plus rarement la périphérie.

Abandonné à lui-même, il s'étend indéfiniment jusqu'à la mort qui survient dans l'immense majorité des cas, traité énergiquement il peut s'arrêter dans son évolution, néanmoins, c'est une forme très grave.

2° *Erysipèle jaune safran.* — Une plaie vers le 3ᵉ jour prend l'odeur gangréneuse spéciale, autour d'elle on constate l'existence d'une plaque à caractère bien particulier. Cette plaque part du bord de la plaie vers la racine du membre le plus souvent d'une teinte jaune d'or clair ou jaune safran, elle s'imprime en relief sur les téguments qui ne se laissent pas plisser ou qui gardent l'empreinte du doigt si on les comprime. Les bords s'arrêtent en faisant un talus nettement perceptible au toucher. La pression n'y révèle ni douleur ni crépitation emphysémateuse. Vient-on à l'inciser, il s'en échappe une abondante sérosité jaune ne contenant pas de bulles gazeuses et le lendemain « il est de règle d'observer « sur les lèvres de cette incision un certain nombre « de petites masses molles, parfois isolées, parfois « abondantes, rangées en série, présentant une cou- « leur jaune safran, jaune orange très caractéristique,

« très exactement la couleur de la pommade à
« l'oxyde jaune de mercure ». Du volume d'un grain
de blé, elles se détachent facilement, laissant à leur
place une petite ulcération. Histologiquement ce
sont de petits bourbillons fourmillant d'agents mi-
crobiens, de vibrions septiques en particulier.

Cette forme à évolution lente, 4, 8, 10, et parfois
15 jours, est d'un pronostic relativement bénin,
sauf dans les cas où elle se complique de l'apparition de taches rouges à bords violacés, apparaissant
à quelque distance de la plaie, taches qui aggravent
singulièrement le pronostic.

3° *Erysipèle blanc*. — Forme très rare. « En con-
« sidérant les bords de la plaie qui vient de prendre
« une odeur gangréneuse on voit s'étendre une
« plaque saillante au niveau de laquelle le derme
« apparaît épaissi et infiltré ; on ne peut plus plisser
« la peau, qui fait peau d'orange, la plaque est
« nettement limitée par une tache perceptible, elle
« est d'un blanc livide, cadavérique, elle ne donne
« jamais de sonorité à la chiquenaude, lorsqu'on
« vient à la déprimer lentement avec le doigt, il
« reste un godet qui, au bout seulement d'une mi-
« nute environ, prend une teinte violette, son exten-
« sion se fait avec rapidité » (Ombredanne).

C'est une forme très grave, d'un pronostic terrible, les blessés succombent pour ainsi dire toujours.

Cette dernière forme se rapproche beaucoup de ce que Sacquépée a décrit sous le nom de forme œdémateuse de la gangrène gazeuse, forme dans laquelle il a trouvé un bacille particulier dont nous avons donné plus haut les caractères « Bacillus Bellonensis ».

Diagnostic. — Pour les cas où se rencontrent tous les symptômes décrits plus haut : œdème, emphysème sous-cutané, lésions musculaires, le diagnostic ne fait aucun doute.

Cependant certaines plaies du flanc avec pénétration abdominale peuvent présenter l'emphysème sous-cutané par fistules intestinales, le simple débridement de la plaie permet de faire le diagnostic. Il en est de même pour certaines plaies de fesse ou plaies du rectum s'accompagnant de gros gonflement de la face interne de la cuisse avec crépitation et tympanisme. Le toucher rectal permettant de constater la perforation rectale, le débridement large feront faire le diagnostic.

Un point sur lequel nous devons nous arrêter un peu plus longtemps ce sont les rapports des gangrènes par lésions vasculaires avec les gangrènes gazeuses.

A la suite des plaies des grosses artères, fémorales, poplitées, à la suite d'hématomes énormes ayant comprimé les vaisseaux (hématome du creux poplité en particulier), à la suite d'une application de garrot, on voit survenir des gangrènes par ischémie s'accompagnant de production de gaz, de cadavérisation du membre. Certains auteurs les rattachent aux gangrènes gazeuses, l'étude des cas que nous avons observés nous permettent cependant de les en séparer nettement. Il y a une action mécanique, l'arrêt complet de circulation artérielle qui explique la mort des tissus, leur décomposition et la production de gaz qui est absolument secondaire. Nous ne nions pas que les troubles vasculaires soient des causes adjuvantes au développement d'une gangrène gazeuse, mais dans les formes que nous citons plus haut, l'arrêt de la circulation est la cause unique et non adjuvante de la lésion. Il y a là une différence capitale. L'étude clinique le prouve, la gangrène gazeuse se développe au niveau de la plaie ou de son voisinage, la gangrène par ischémie se développe le plus souvent assez loin, au pied, à la région inférieure de la jambe pour une gangrène avec lésion de la poplité par exemple. Les signes d'arrêt de la circulation, absence de battements artériels, refroidissement du membre, précèdent les signes de gangrène et de mortification,

L'observation suivante en donne une confirmation éclatante :

Un blessé nous arrive en notre hôpital de l'intérieur, au moment des affaires de Champagne (1915), avec une fracture de deux os de l'avant-bras par éclat d'obus, survenue deux jours auparavant et non traitée. Il y a au niveau de l'avant-bras tous les signes d'un phlegmon. Nous débridons largement, nous enlevons les esquilles, nous évacuons une grosse collection purulente, la température baisse, l'état général s'améliore, lorsque 5 ou 6 jours après ce débridement nous notons un gonflement avec taches bleuâtres de la main qui est froide, les doigts sont exsangues, froids, immobiles. Ce gonflement gagne l'avant-bras. Nous amputons haut au niveau du 1/3 moyen du bras et à notre grande stupéfaction, quoiqu'en tissu sain, l'artère humérale ne donne pas une goutte de sang, elle est oblitérée. Le blessé meurt de septicémie, à l'autopsie nous constatons des lésions d'artérite oblitérante très nette remontant jusqu'à la terminaison de l'axillaire. Il y avait un phlegmon, artérite secondaire et gangrène par ischémie consécutive. La gangrène avait suivi la lésion artérielle, donc gangrène d'ordre purement mécanique, absolument dissemblable de la gazeuse.

Le pronostic de la gangrène gazeuse est toujours réservé, la guérison n'étant obtenue que par des opérations mutilantes, amputations ou débridements, myectomies tellement larges qu'elles laissent le plus souvent au blessé une infirmité permanente. Les cas les plus graves sont toujours ceux qui se compliquent de fractures comminutives. Tous nos blessés atteints de gangrène gazeuse consécutive à des fractures comminutives de cuisse sont morts.

Le traitement est prophylactique et curatif. Pour éviter la gangrène gazeuse, la meilleure thérapeutique consiste à débrider largement et précocement les plaies, à les laisser béantes à l'air, à enlever les esquilles, à les débarrasser des corps étrangers, projectiles et débris vestimentaires. Depuis que cette pratique est devenue courante le nombre de gangrènes gazeuses a diminué d'une façon très notable. Il est devenu, dans cette guerre de stagnation, une complication rare des plaies. L'évacuation retardée des blessés, due le plus souvent aux conditions de la lutte, en rendant plus tardive toute thérapeutique, peut seule en faire renaître la multiplicité.

Le traitement curatif peut être conservateur ou radical.

Traitement conservateur. — En présence d'une gangrène gazeuse limitée ou d'étendue moyenne, la

1re chose à faire c'est de débrider largement la plaie.
Pour cela, il suffira, au bistouri de préférence, de
tracer de larges incisions suivant l'axe du membre,
incisions profondes, ouvrant largement l'aponévrose
et mettant à nu les masses musculaires ; on pourra
en décoller les interstices, ouvrir les gaines vasculaires, nettoyer largement la plaie.

A la fesse, il ne faudra pas hésiter à sectionner le
grand fessier dans toute son épaisseur et d'ouvrir
largement vers l'échancrure sciatique, vers l'ischion,
vers le rectum, tous les clapiers. A la cuisse, par
une large incision antéro-interne on ouvrira la gaine
des vaisseaux ; par une autre incision, on ouvrira la
gaine du vaste externe avec une grande contre ouverture en arrière vers les adducteur. S'il existe une fracture, on enlèvera toutes les esquilles et on débarras-
sera par de larges myectomies la plaie de cette masse
nécrosée qui l'encombre.

Pour les gangrènes de la jambe et du pied on
peut faire de larges incisions suivant la ligne de
ligatures des vaisseaux, en avant en suivant la ligne
de la tibiale antérieure, en arrière, en suivant la ligne
de la péronière et de la tibiale postérieure, en ayant
soin d'inciser largement le soléaire.

Au pied, de larges incisions le long des tendons
extenseurs devront être pratiquées.

A ces débridements larges on pourra joindre une

série de pointes de fer profondes à la périphérie, au niveau des plaques d'érysipèle bronzé, au niveau des bandes longitudinales séparant les débridements.

Comme antiseptiques, les lavages à l'éther avec pansements à l'éther, les lavages et pansements à l'eau oxygénée nous ont donné les meilleurs résultats.

La méthode des injections massives de gaz oxygène suivant le procédé de Monsieur le Médecin Major Venin, les injections d'eau oxygénée nous ont donné quelques bons résultats.

Les blessés devront être suivis de près et si la fièvre ne tombe pas, si l'état général ne s'améliore pas, il ne faudra pas attendre, l'amputation s'impose.

Cette amputation devra se faire à la limite même du foyer, amputation circulaire, très rapide, après anesthésie à l'éther et pansement large à l'éther ou à l'eau oxygénée du moignon.

Dans les cas de lésions très haut à la cuisse nous avons pratiqué la désarticulation de la hanche par un procédé très rapide, circulaire à fente externe.

Nous délimitons rapidement par une incision circulaire à la base de la cuisse notre moignon, nous lions successivement : la fémorale, l'obturatrice, les branches artérielles au fur et à mesure qu'elles se présentent. Par une fente externe remontant plus ou moins haut sur la fesse nous délimitons deux valves qui nous permettront en les écartant de tomber sur la tête du fémur et de la désarticuler rapidement. Un large pansement à l'éther ou à l'eau oxygénée séparant les deux valves et drainant la cavité articulaire complète l'opération.

Ce procédé opératoire nous a donné 2 guérisons sur 2 cas, nous en avons vu un semblable guéri chez notre Maître Lecène à Limoges.

Cette opération très rapide s'exécute facilement avec un minimum de perte de sang et de shock ; la fente externe ouvre largement le foyer, il permet aussi d'aller jusqu'aux limites de l'infection.

Au traitement local devra s'ajouter un traitement général : Injections d'huile camphrée, d'adrénaline, de sérum artificiel, jointes aux inhalations d'oxygène, à l'usage de boissons alcoolisées, champagne, potion de Todd ; tous ces moyens devront être employés largement.

Quelles sont les indications de l'opération conservatrice et de l'opération radicale ?

D'après nous, la forme localisée sans fracture, la forme à érysipèle bronzé, la forme érysipèle jaune safran, sont justifiables de la méthode conservatrice. On peut y joindre certaines formes où l'opération radicale est impossible, gangrène de cuisse ayant gagné l'abdomen, gangrène de fesse ou de bras ayan gagné la région scapulaire.

Une opération conservatrice très large, très
étendue, peut encore, dans ces cas, donner quelques
résultats. Dans les formes générales massives
d'emblée et dans les formes à érysipèle blanc (forme
œdémateuse de Sacquépée), dans les formes décrites
par Gatelier, et dont nous avons rapporté deux observations, l'amputation d'emblée précoce s'impose.

On obtient ainsi quelques résultats encourageants.
Chalier sur 45 cas a pu avoir 34 guérisons, soit
75 0/0 de succès. Sur 5 cas de gangrène gazeuse,
traités dans un hôpital de l'intérieur, lors de l'offensive de Champagne, nous avons dû pratiquer 5 amputations, 2 cas de gangrène massive ont été suivis
de guérison. Les 2 cas dont nous avons parlé plus
haut ont été suivis de mort. Un cas de gangrène
gazeuse avec fracture de cuisse est mort subitement
cinq jours après son amputation, alors que tout fai-
sait présager une issue favorable.

55 grands débridements pour gangrène localisée
ont été suivis de guérison, 2 gangrènes consécutives
à des fractures de cuisse ont, traitées par le débridement large, été suivies d'amputation et de mort.

CHAPITRE III

Plaies vasculaires

Nous avons déjà, à plusieurs reprises, insisté sur le rôle très important joué par les lésions vasculaires dans l'évolution des plaies de guerre, dans l'étiologie de certaines de leurs complications, la gangrène gazeuse en particulier. Nous n'y reviendrons pas, nous contentant d'étudier les lésions produites sur les vaisseaux par les projectiles, leurs complications, et la conduite thérapeutique à tenir.

Un projectile quelconque, balle, éclat d'obus, de torpille, de grenade, dans son trajet à travers les parties molles, peut léser de différentes façons les vaisseaux, il peut les sectionner complètement ou partiellement (sections circulaires, longitudinales, à l'emporte-pièce, plus ou moins régulières), les

faire éclater, ou simplement les heurter tangentiellement, s'arrêter à leur contact, produire tous les
degrés de la contusion en un mot. Dans certains cas
même, le corps étranger peut rester inclus dans les
parois du vaisseau, faire tampon et arrêter ou empêcher l'hémorragie. Nous en avons constaté deux
cas très curieux : dans le premier il s'agissait d'une
plaie par balle de la région cervicale, le blessé avait
été transporté sans accident de Verdun à Limoges.
En cette ville on lui enleva le projectile inclus dans
la carotide externe, qui fut liée, et la guérison fut
complète. — Dans le deuxième cas, il s'agissait
d'une plaie de cuisse par éclat d'obus. Nous enlevions
le corps étranger sous l'écran, lorsqu'il se produisit
une hémorragie très forte ; la plaie débridée nous
permit de constater une plaie de la veine fémorale
où l'éclat s'était enchâssé ; ligature des deux bouts
de la veine et guérison.

1° *Il y a plaies des vaisseaux* — Vous pouvez
constater tous les signes classiques des hémorragies
artérielles ou veineuses : jet rutilant, écoulement
en nappe d'un sang plus ou moins noirâtre, votre
blessé peut être saigné à blanc et arriver exsangue à
l'ambulance pour y mourir quelques instants après.
Sur cinq cas semblables, trois fois la fémorale était
sectionnée, une fois la carotide, une fois une artère

lombaire ; la mort fut rapide, malgré le tamponnement, le garrot du poste de secours.

Le plus souvent, cependant, le tableau est tout
autre : un blessé vous est amené porteur d'un pansement abondamment taché de sang, le pouls est
faible et rapide, les extrémités sont froides, les muqueuses sont décolorées, vous défaites rapidement
les bandes sans enlever le garrot ou la bande hémostatique et vous constatez un simple écoulement
sanguin, sans caractère précis, d'abondance modérée, ne vous permettant en aucune façon de faire un
diagnostic exact des lésions.

Qu'allez-vous faire ? 1° remonter votre blessé
par injection de sérum sous-cutanée ou intra-veineuse, suivant la gravité et l'urgence, par des piqûres d'huile camphrée ; vous le réchaufferez.

2° Vous vous rappellerez que ce blessé n'a pas
qu'une lésion vasculaire, mais des lésions multiples
des parties molles, qu'il y a là des éléments nécrosés, des caillots, des débris vestimentaires, un ou
des projectiles. Ne mettez pas à l'aveugle une pince
à demeure ou ne tamponnez pas simplement votre
plaie, vous courez aux pires catastrophes. Vous
arrêterez peut-être momentanément l'hémorragie,
mais vous aurez laissé la porte ouverte aux infections les plus graves, et, partant, aux hémorragies
secondaires.

1° Il faut traiter cette plaie vasculaire comme vous devez traiter toutes les plaies de guerre, en la débridant anatomiquement, en la débarrassant des caillots, des corps étrangers, en vous donnant du jour, afin de bien voir ce qui saigne : vous trouverez une plaie complète ou incomplète d'un vaisseau. Que faire ?

Ne faites pas la ligature à distance : Elle ne vous mettra pas à l'abri des hémorragies secondaires ; si vous êtes gêné par le sang, si vous ne trouvez pas les deux bouts du vaisseau qui saigne, passez un fil sous le vaisseau principal à quelque distance de la plaie, soulevez ce fil, vous faites une hémostase provisoire en coudant l'artère, vous pouvez ainsi y voir clair et trouver les parties sectionnées.

Ne faites pas de suture vasculaire, même pour une grosse artère, vous êtes dans un milieu septique et vous vous exposez à ce que votre suture ne tienne pas.

Faites la ligature des deux bouts de l'artère dans la plaie.

Nous l'avons pratiquée 17 fois pour des vaisseaux importants et avons eu 17 guérisons :

Membre inférieur : circonflexe iliaque superficielle *1 fois.* Le blessé est resté quatre jours sans pouls exsangue, il ne peut être remonté qu'à force d'injections de sérum adrénaliné, intra-veineuses. Il a guéri parfaitement malgré un phlegmon grave de la cuisse.

Artère fémorale au triangle de Scarpa	2 cas	2 guérisons
Vers le canal de Hunter	1 cas	1 guérison
Artère fémorale et veine fémorale	1 cas	1 guérison
Artère poplitée :	1 cas	1 guérison
Tibiale postérieure :	4 cas	4 guérisons
Tibiale antérieure :	1 cas	1 guérison
Artère fessière :	1 cas	1 guérison

Membre supérieur :

Artère axillaire :	2 cas	2 guérisons
Artère humérale :	1 cas	1 guérison
Artère cubitale :	1 cas	1 guérison

Thorax :

Artère mammaire externe	1 cas	1 guérison

2° L'hémorragie au lieu de se faire à l'extérieur s'est faite à l'intérieur, il y a production de caillots nombreux qui ont infiltré les muscles, les espaces intra-musculaires, qui ont comprimé les vaisseaux et provoqué l'hémostase. Cet hématome sous-cutané se traduit par des signes cliniques variables. Dans quelques cas vous trouverez un membre tendu, augmenté de volume avec des ecchymoses jaunâtres sur les téguments. Par l'orifice de la plaie des caillots noirâtres font hernie. Les signes généraux, anémiques sont plus ou moins marqués. Cherchez-vous le pouls à distance vous ne le trouverez pas. Il y a là un signe très important de gêne vasculaire, qui doit attirer toute votre attention et diriger votre thérapeutique. D'autres fois, vous constaterez une véritable tumeur animée de battements, véritable anévrysme diffus ; mais, le plus souvent, ces symptômes manquent. C'est en débridant votre plaie que vous vous apercevez de la couleur noirâtre, ardoisée de l'aponévrose, des muscles, de leur infiltration ; et, ces parties molles incisées, vous tombez sur une poche remplie de caillots, foyer hématique plus ou moins considérable.

Quelle conduite tenir ?

Débrider avec soin la plaie, la débarrasser avec soin des caillots, se donner du jour par de larges incisions en faisant écarter fortement les lèvres des incisions et chercher avec soin le vaisseau qui saigne : faites alors la ligature des deux bouts dans la plaie.

C'est une opération d'urgence immédiate, car d'elle dépendra la vitalité du membre.

Les caillots compriment les voies collatérales, gênent la circulation de retour. Rapidement vous verrez une extrémité du membre déjà blanchâtre, exsangue, insensible, se couvrir de taches bleuâtres, la gangrène par ischémie s'est produite.

Les observations suivantes sont démonstratives. Dans un hôpital de l'intérieur, au moment de l'offensive de Champagne, nous sommes appelés par un confrère auprès d'un blessé présentant une plaie de l'aisselle par balle. Les premiers jours tout allait bien, puis la main avait gonflé, les doigts étaient devenus blancs, insensibles, quelques taches bleuâtres se montraient de-ci de-là.

Nous nous hâtâmes d'inciser largement l'aisselle, le long de la ligne de ligature nous tombâmes sur une masse considérable de caillots et nous pûmes lier l'artère axillaire à sa terminaison, elle avait été sectionnée partiellement. Le blessé guérit parfaitement, les troubles circulatoires s'amendèrent et disparurent sans autre inconvénient.

A l'ambulance, on nous amena deux blessés présentant tous deux des plaies du creux poplité, le pied est déjà froid, exsangue, le pouls à la pédieuse n'est pas perceptible, nous incisons largement. Dans le premier cas nous trouvons, les caillots enlevés, une section complète de la veine poplitée et de l'artère articulaire supérieure et interne, dans le deuxième cas une plaie partielle longitudinale de l'artère poplitée. Ligature des deux bouts des deux vaisseaux dans la plaie. Le deuxième blessé guérit parfaitement, le premier mourut le 5ᵉ jour d'une embolie alors que la plaie semblait devoir évoluer normalement.

2° Il y a contusion des vaisseaux. — Le projectile dans son trajet a heurté, contusionné directement le vaisseau ; lésion plus ou moins étendue des tuniques moyenne et interne, d'où distension de l'artère et production d'anévrisme artériel circonscrit. S'il y a concomitance de lésion veineuse il se produira l'anévrisme artérioso-veineux. Nous avons constaté, fait curieux, sur un même sujet la présence d'un anévrisme artérioso-veineux de l'huméral au pli du coude, et d'un anévrisme artériel de l'artère cubitale du même côté, lésion consécutive à blessures différentes par deux projectiles.

Dans certains cas, l'éclat, la balle n'ont fait que passer à distance du vaisseau faisant éclater muscles et aponévroses. Cette action mécanique, violente, s'est propagée jusqu'à l'artère qui, tirée violemment, s'est rompue dans sa gaine conjonctive et a retracté ses extrémités. Dans d'autres cas, par suite de l'augmentation brutale de la tension sanguine, due au passage non moins violent du projectile, il a pu se produire un véritable coup de bélier ayant amené la rupture de l'endartère en un point quelconque. Grégoire (*Presse Médicale*, août 1915) a insisté sur ces cas produisant l'oblitération secondaire des artères avec nécrobiose des tissus sous-jacents (Picquet de Sens, Morestin en ont rapporté d'intéressantes observations).

Nous en avons observé un cas très instinctif.

Un de nos blessés présentant des plaies multiples par éclats de torpille; débridées, les plaies évoluaient normalement, la fièvre, d'abord très élevée, avait baissé progressivement, aucun trouble circulatoire apparent du côté du membre inférieur droit. Subitement, vers les midi une hémorragie violente, secondaire, se produit par une plaie située à la partie inféro-interne de la cuisse au-dessus du canal de Hunter.

Après curettage des bourgeons charnus, nous nous donnons du jour par une incision longitudinale qui nous permet de percevoir l'artère grande anastomotique rompue, nous la lions. Le lendemain, le pied du blessé était froid, exsangue, couvert de taches bleuâtres, la température montée à 39°5, nous avions tous les signes d'une gangrène par ischémie. Malgré l'amputation le malheureux mourut quelques jours après.

L'autopsie de la pièce nous montra une thrombose ancienne de l'artère poplitée à sa partie inférieure. La lumière du vaisseau était rétrécie, la gaine, conjonctive épaissie, infiltrée de sang. La ligature de la grande anastomatique avait donc complètement entravé la circulation collatérale, suffisante jusqu'alors.

A côté de ces faits s'en rencontrent d'autres, manifestations tardives de la contusion artérielle ; c'est l'ouverture tardive des grosses artères sur lesquelles Grégoire a attiré également l'attention. Il s'agit souvent de plaies à évolution normale, réduites à leur simple orifice d'entrée. Tout fait présager une guérison prompte lorsque subitement survient une hémorragie brutale foudroyante, mortelle, si on n'y porte un prompt secours (1er cas de Grégoire). D'autres fois, l'hémorragie est lente, à répétition, puis subitement prend les caractères précédents, ou bien le sang infiltre les tissus et il se produit un hématome sous-cutané (2e et 3e cas de Grégoire).

Comment expliquer ces lésions ? Dans certains cas le corps étranger a été trouvé voisin de l'artère, corps étranger irrégulier sur lequel à chaque pulsation, les tuniques de l'artères sont venues s'user jusqu'à perforation.

Dans d'autres cas, au contraire, le projectile n'a fait que passer. Grégoire de ses examens anatomopathologiques ne retire aucune conclusion ferme. « Examinez à l'œil nu, dit-il, le vaisseau au voisi-

« nage de l'ouverture ne paraît ni épaissi, ni aminci,
« son aspect est resté normal. Mais la gaine con-
« jonctive est généralement très épaissie, infiltrée
« de sang, plus ou moins résorbé, elle est fortement
« accolée à la paroi, en sorte que la gaine celluleuse
« a totalement disparu et que l'expansion de l'ar-
« tère à chaque pulsation ne se fait à peu près pas
« sentir. »

L'artère du reste, dans tous les cas était simplement perforée d'un orifice latéral de dimension variable, généralement régulier, un peu ovalaire, parfois déchiqueté, mâché, inégal. A notre point de vue,
il s'est produit là une simple contusion artérielle qui
a amené la nécrose d'une partie de la paroi et l'hémorragie s'est produite à la chute de l'escharre.

Conclusions pratiques. — Suivre avec soin, évacuer le plus tard possible, les blessés présentant des
plaies situées dans la région des gros vaisseaux.

A côté de ces hémorragies secondaires, retardées,
dues à la contusion artérielle nous devons signaler
celles si fréquentes, si graves, qui surviennent dans
les plaies infectées.

Quelques observations rapidement transcrites en
feront mieux comprendre les modalités que les
longues descriptions. Un matin, nous sommes
appelé de très bonne heure par un de nos confrères
pour un blessé présentant une hémorragie très

grave. Par une plaie à bourgeons sanieux situés à la partie externe du creux poplité, s'écoulait abondamment en jet du sang rouge. La plaie débridée rapidement, nous pûmes, en faisant écarter les muscles, tomber sur l'artère poplitée, présentant une ulcération irrégulière occupant les 3/4 de sa circonférence. Ligature de l'artère au-dessus et au-dessous de l'orifice : guérison.

Causes de l'hémorragie : Plaie en seton débridée insuffisamment drainée par un drain en caoutchouc sur lequel l'artère s'était ulcérée, action à la fois mécanique et infectieuse.

Un autre de nos blessés présentait un phlegmon de la fesse développé au niveau d'une ancienne blessure cicatrisée, le phlegmon incisé la plaie bourgeonnait, lorsque, 8 à 10 jours après, une hémorragie abondante en nappe se produisit.

Aucun vaisseau ne paraissait donner du sang, nous nous contentâmes de curetter avec soin les bourgeons charnus et l'hémorragie s'arrêta et ne se produisit plus.

Sur un autre blessé, plaie de la région postérieure du thorax au niveau du bord postérieur de la paroi interne de l'aisselle, ostéitée costale et suppuration abondante. Nous devions réséquer la côte lorsqu'une hémorragie très forte se produisit. La plaie débridée, nous trouvâmes la mammaire externe ulcérée plongeant dans les fongosités. Ligature des 2 bouts de l'artère, résection costale, débridement large de la plaie, le blessé guérit parfaitement.

En résumé les hémorragies secondaires sont toutes des hémorragies se produisant en terrain infecté, soit par ulcération de vaisseaux baignant dans le pus, en contact ou non avec un drain, soit par rupture des capillaires des bourgeons charnus. Elles se produisent souvent en nappes, sont à répétition, à évolution insidieuse, anémiant profondément le sujet, ou bien, abondantes, rapides, mortelles si on n'intervient pas. Si vous trouvez le vaisseau qui saigne, pratiquez-en la ligature des 2 bouts dans la plaie. Si vous craignez pour la solidité de votre ligature vu le milieu infecté, faites une ligature de soutien au-dessus en tissu sain. Si vous ne trouvez pas de vaisseau qui saigne, curettez avec soin complètement la masse des bourgeons charnus, vous arrêterez ainsi l'hémorragie.

Mais, dans tous les cas, profitez de votre intervention pour débarrasser la plaie de sès parties nécrosées, pour faire disparaître les clapiers, pour la mettre largement à l'air. C'est la meilleure méthode préventive des hémorragies secondaires.

CHAPITRE IV

Plaies articulaires

Les plaies articulaires sont très fréquentes, 10 0/0 des grands blessés que nous recevons en sont atteints. Traitées trop tardivement ou par une thérapeutique timide, elles présentent une gravité toute particulière, arthrite suppurée, septicémie, avec l'ankylose ou l'amputation comme corollaire, voilà leur bilan. Sur 170 cas d'amputations de cuisse, Prat en trouve 73 consécutives à des plaies du genou. Le traitement des plaies articulaires a subi/la fluctuation de la thérapeutique générale des plaies de guerre.

1° *Période de l'avant-guerre.* — Delorme, Nimier, Chauvel préconisent le traitement conservateur réservant l'amputation aux lésions trop étendues ou trop graves. Pendant la guerre balkanique, Phocas, Küttner, concluent à la bénignité relative des plaies articulaires. Lejars et Morestin se montrent partisans de la non-intervention.

2° *Début de la guerre.* — Complications septiques dans les 9/10 des cas, pour ne pas dire dans tous ; septicémies graves, gangrènes gazeuses parfois. Thérapeutique hésitante aboutissant trop fréquemment à l'amputation. Déjà cependant deux tendances se précisent : arthrotomie, esquillectomie et résection atypique d'une part, et de l'autre avec les Lyonnais, la résection primitive d'emblée.

3° *Opinion actuelle.* — Les indications s'affirment, les deux tendances ont cependant leurs partisans, s'appuyant tous sur les résultats à distances qui commencent à être connus.

Le traitement précoce de ces plaies avant l'apparition de l'infection, permet la suture primitive de l'articulation dans nombre de cas.

Dans un premier chapitre nous étudierons rapidement l'évolution anatomique et clinique des plaies articulaires et établirons les grandes lignes d'une thérapeutique générale. Dans un deuxième chapitre nous étudierons plus spécialement le traitement des plaies articulaires du coude et du genou dans une ambulance de l'avant.

I. — Étude clinique, anatomique et thérapeutique des plaies articulaires en général.

On doit en distinguer plusieurs degrés :

1° Cas où la synoviale est seule lésée.

Le projectile peut traverser, léser un cul-de-sac proéminent (cul-de-sac) sous-quadricipital du genou, tricipital du coude) ou bien les parties saillantes suivant telle ou telle position du membre ou telle ou telle incidence du projectile lors de son entrée. Le projectile peut, pénétrant la synoviale, s'arrêter sur une surface osseuse articulaire sans la léser. Parfois, il y a pénétration à distance et le corps étranger dans son trajet blesse la séreuse pour aller se loger dans les parties molles environnantes.

2° Simple fissure articulaire, irradiée d'un foyer plus important épiphysaire ou diaphysaire, analogue à ces fissures irradiées, des fractures diaphysaires du fémur ou du tibia, que nous rencontrions dans la pratique civile. Par cette fissure se fera l'infection de la synoviale. Elle peut être très petite, décelable par le seul examen radiographique ; dans certains cas, ce mode d'exploration même est insuffisant.

3° Lésions ostéo-articulaires compliquant les lésions de la synoviale. Simple érosion, simple sillon, niche plus ou moins profonde logeant le projectile avec ou sans fissures irradiées, fractures plus ou moins complètes d'un élément squelettique articulaire, éclatement d'une surface osseuse, tous les degrés peuvent se rencontrer. Le plus souvent les lésions dominent sur un segment articulaire (Fémur, radius et cubitus).

4° Broiement, articulation échappant à toute description.

Comme complications anatomiques, fréquentes lésions des nerfs du voisinage et des vaisseaux, lésions graves des parties molles.

Cliniquement ces lésions se traduisent par une simple tension de l'article, une douleur plus ou moins vive, une hémarthrose précoce plus ou moins abondante, parfois lactence complète.

La pénétration est le plus souvent évidente : par l'orifice d'entrée s'écoule un liquide sanguinolent, visqueux ; la direction suivie par le séton, la trajectoire présumée du projectile, l'examen méthodique de la plaie par le débridement lèvent les doutes.

Une radiographie pratiquée permet de reconnaître la présence du corps étranger, l'état des surfaces articulaires, malheureusement dans certains cas le temps manque et il faut s'en passer.

L'évolution de ces plaies peut être simple : le membre étant bien immobilisé, on voit l'épanchement diminuer, la température rester voisine de la normale, l'état général demeurer bon et tout peut rentrer dans l'ordre avec conservation des mouvements articulaires (Cas rares : plaies en séton par balle ; avec orifices punctiformes ; certains petits éclats pénétrants).

Le plus souvent, toujours dans les plaies par éclats d'obus, les phénomènes infectieux surviennent. Du 2° au 15° jour après la blessure l'arthrite traumatique se déclare. Elle se caractérise par un gonflement, par une douleur vive au niveau de l'articulation avec contracture musculaire. Ces symptômes manquent du reste fréquemment, les plaies articulaires étant le plus souvent des plaies fistulisées à l'extérieur. Les seuls signes sur lesquels on devra compter, sont l'évolution de la courbe thermique et du pouls, l'aggravation de l'état général.

Il ne faudra pas oublier que l'arthrite traumatique évolue insidieusement, traîtreusement, intoxiquant petit à petit le blessé. Malgré tous les efforts on est le plus souvent distancé par l'infection.

Dans certains cas les phénomènes septicémiques dominent d'emblée la scène. Température très élevée à oscillations, pouls très rapide, petit, facies plombé, état général très mauvais. Ce sont ces formes à septicémie d'emblée qui nécessitent le plus souvent l'amputation immédiate.

Les indications thérapeutiques des plaies articulaires sont toujours très délicates. Nulle ne demande de la part du chirurgien plus de sens clinique, de sagacité, d'esprit de décision.

Les principes dominants du traitement sont : 1° l'immobilité absolue de la jointure (appareil plâtré de préférence à anse ou sans anse) ; 2° le drainage large des lésions. Sauf dans les cas rares de plaie par balle avec orifice punctiforme où l'abstention sous une bonne immobilisation et une surveillance de tous les instants est permise, l'arthrotomie large exploratrice suivie d'un drainage anatomique est de règle. En cas de lésions osseuses : esquillectomie, la résection atypique, la résection typique suivant les cas et le tempérament du chirurgien. Dans les formes infectées : l'arthrotomie large, la résection ou l'amputation suivant les cas.

Telles sont les règles directrices d'une thérapeutique prudente et avisée.

Nous allons en étudier les applications dans le traitement des lésions articulaires du coude et du genou,

II. — Plaies articulaires du coude et du genou.

I. *Plaies articulaires du coude.* — Fréquentes et d'un pronostic réservé, car outre les phénomènes infectieux pouvant mettre en danger la vie du blessé, elles se terminent trop souvent par l'ankylose ou par un coude ballant. La thérapeutique doit donc avoir pour principes directeurs : 1° éviter les phénomènes infectieux, ou s'ils sont déclarés les combattre énergiquement ; 2° éviter, si faire se peut, l'ankylose ou le coude ballant. Les chirurgiens sont, du reste, loin d'être d'accord sur les indications et procédés opératoires. C'est surtout à propos de ces plaies que l'on a discuté sur la résection aux différentes périodes de l'évolution de ces lésions.

Sur les 12 cas que nous avons observés dix fois, lésions ostéo-articulaires, deux fois seulement la synoviale seule était atteinte. Nos deux cas de lésions isolées de la synoviale ont été traités par le débridement simple. Les lésions étaient peu marquées, simple ouverture de l'articulation. Lavage à l'éther et immobilisation par attelles métalliques, avec débridement large et minutieux des plaies des parties molles. Guérison sans incident. Coude mobile.

Nos 10 cas ostéo-articulaires montraient un maximum de lésion sur l'épiphyse inférieure radio-cubitale. Sur un de nos cas en particulier l'extrémité inférieure de l'humérus était absolument intacte. Quatre fois il y avait concomitance de paralysie radiale, deux fois de paralysie cubitale.

Nos 10 cas ostéo-articulaires ont tous été traités par l'arthrotomie large, avec ablation plus ou moins large des esquilles.

Dans 2 cas, nous avons réséqué le condyle externe et la tête radicale, hémi-résection.

Dans 5 cas, l'extrémité supérieure de l'os de l'avant-bras complètement, en nous contentant de gratter, de curetter, de régulariser les lésions humérales.

Dans 3 cas, esquillectomies des fragments osseux, huméraux ou radio-cubitaux.

Drainage large par drain et immobilisation par gouttière plâtrée avec anse.

La guérison a été simple, sur 2 cas très infectés nous avons dû ouvrir de petites collections au niveau de la face interne du bras et de la face postérieure de l'avant-bras et faire secondairement quelques petits grattages. Les autres cas ont évolué normalement (Tracé n° 5).

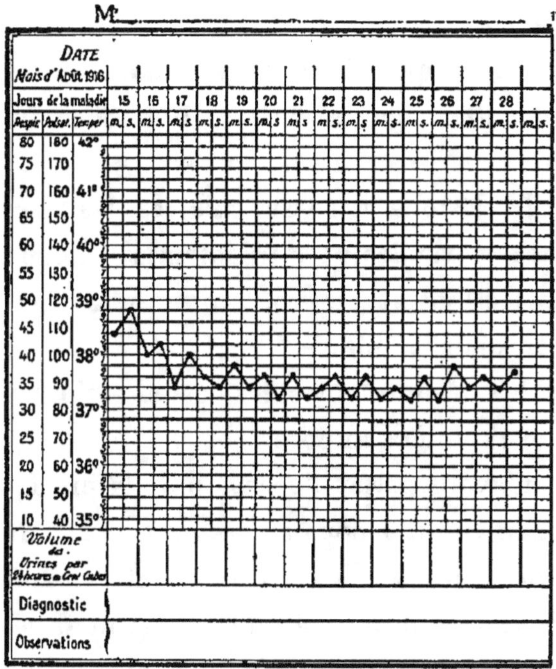

Tracé 5 — Plaie du coude par éclat d'obus, fracture des 2 os
avant-bras. Humérus intact, esquillectomie large. Arthrotomie.
Guérison.

Résultats définitifs. — Inconnus pour 6 cas,
ankylose en bonne position pour deux. Un a conservé un coude relativement mobile, et s'améliore
tous les jours. Ce blessé avait conservé tout le
segment interne de son articulation (hémi-résection
huméro-radicale). L'autre est en cours de traitement
à l'ambulance.

Pour nous résumer nous disons : Pour lésions

articulaires du coude avant toute période d'infection déclarée nous proposons :

Pour les simples lésions synoviales, le débridement et le drainage de l'articulation avec immobilisation.

Pour les lésions ostéo-articulaires, les opérations atypiques variables, esquillectomies, hémi-résections, résections atypiques, bon drainage et immobilisation dans un plâtre.

Pour les lésions infectées ostéo-articulaires la résection typique s'impose.

Nous n'avons pas eu l'occasion de la pratiquer au front, mais ce que nous avons pu voir à l'intérieur nous confirme de plus en plus cette manière de voir. Vouloir enlever parcimonieusement des surfaces osseuses infectées, c'est s'exposer à des opérations multiples, à perdre du temps et à aboutir, comme nous l'avons vu dans un cas, à l'amputation.

C'est l'opinion du reste de Quenu, Routier : un coude ballant, valant toujours mieux qu'un moignon d'amputation.

Pouvons-nous faire mieux ? Oui, disent les partisans de la résection typique d'emblée : « De deux « choses l'une : ou bien l'esquillectomie reste éco-« nom'que, dans ce cas le drainage ne prévient pas « ou n'arrête pas toujours l'évolution des accidents « infectieux, souvent même ceux-ci revêtent alors

« un caractère d'autant plus grave qu'aux désordres
« de la blessure viennent s'ajouter les méfaits d'une
« intervention mal comprise. Ou bien l'intervention
« faite d'une façon très complète a réalisé une large
« ouverture de l'articulation, et par l'ablation de
« toutes les esquilles est arrivée à créer une brèche
« sensiblement égale à celle que donne la résection.
« Cela suffit généralement à parer aux accidents
« infectieux immédiats, mais même à ce point de
« vue et surtout au point de vue des suites opéra-
« toires il vaut mieux substituer aux surfaces irré-
« gulières qui limitent ainsi la cavité des surfaces
« de résection nettes et régulières, c'est-à-dire qu'i
« faut mieux faire la résection. Appliquée d'emblée
« au traitement des plaies articulaires, *elle permet*
« *tout à la fois de sauver l'existence des blessés, de*
« *leur conserver un membre, de réduire le temps*
« *nécessaire à leur guérison et de leur assurer sou-*
« *vent le meilleur résultat fonctionnel* » (Cotte,
Revue de chirurgie, mai 1916).

Or, que nous donnent les faits ?

Sur nos 10 cas traités par l'esquillectomie, la résection atypique, nous avons eu 10 guérisons opératoires
sans aucune perte du membre. Donc l'esquillectomie répond aux deux conditions énoncées plus
haut d'une façon aussi satisfaisante que la résection,

Le seul point qui reste à discuter c'est le résultat fonctionnel.

Or, Hardouin (*Bulletin et Mémoire*, Société de Chirurgie, n° 1716, mars 1916) a pu étudier à ce point de vue 19 résections primitives du coude.

Sur les 19 cas, il a pu constater :

9 bras ballants sans aucune espèce de mouvements volontaires.

5 ankylosés dont 3 avec bras utiles et 2 médiocres.

2 demi-ankyloses en demi extensions utilisables.

3 bras avec flexion limitée et sans force, et ne progressant pas au traitement physiothérapique; mauvais.

Bégouin, sur 17 réséqués du coude, trouve 14 coudes ballants.

Ces statistiques se passent de commentaires.

II. — Plaies articulaires du genou.

Les différents types, décrits plus haut, se trouvent ici dans toute leur pureté :

1° La synoviale peut seule être atteinte : simple blessure de cul-de-sac sous-quadricipital, ou bien simple pénétration à distance du projectile qui, dans son trajet, lèse la synoviale pour aller se perdre plus loin dans le creux poplité, ou à la jambe. Parfois, simple ponction de part en part de la synoviale par balle tirée à distance moyenne avec orifices punctiformes, le genou étant fléchi à 135°.

Quelle conduite tenir dans ces cas?

Pour les plaies avec simple orifice punctiforme, l'abstention armée s'impose, avec bonne immobilisation dans un plâtre.

Pour les plaies par petits éclats, même conduite avec extraction primitive ou secondaire. Pour les plaies du cul-de-sac, débridement large, nettoyage du repli synovial à l'éther, et si la blessure est récente, si elle ne paraît pas infectée, on peut suturer la plaie de séreuse. Nous l'avons fait dans un cas avec succès. Dans les autres cas, drainage avec un petit drain, immobilisation dans un plâtre en position élevée du membre de façon à obtenir un drainage au point déclive.

Pour les plaies avec pénétration à distance la pénétration articulaire n'étant pas, cliniquement, très facile à dépister, le mieux est de débrider largement la plaie de proche en proche, en suivant le trajet de l'éclat, on arrive ainsi sur la synoviale; est-elle ouverte, infectée ou non? Dans ce second cas nettoyage à l'éther, suture ou non. Dans le premier, on élargira les incisions et on fera une arthrotomie par le procédé que nous allons indiquer tout à l'heure. Le tout suivi d'une immobilisation, en appareil plâtré.

2º La synoviale est atteinte conjointement avec les parties osseuses articulaires.

Simple fissure irradiée d'une lésion diaphysaire (fracture de la partie moyenne ou inférieure du fémur), fracture de l'extrémité supérieure du tibia).

Fracture plus ou moins étoilée de la rotule, seule ou combinée à des lésions articulaires fémoro-tibiales.

Lésions fémoro-tibiales, fémorales surtout. Tous les degrés peuvent se rencontrer, depuis le simple sillon, la simple fissure osseuse, la niche d'incrustation du corps étranger jusqu'à l'éclatement complet des extrémités articulaires.

Dans une de nos observations, le projectile, gros éclat d'obus, était venu creuser une loge profonde de 2 centimètres sur la face antérieure de la trochlée et du condyle externe. Dans un autre, l'éclat de grenade, après avoir pénétré au niveau de la partie articulaire externe du condyle externe, est venu se loger au niveau du ligament latéral interne, creusant un long tunnel à travers les 2 condyles. Une autre fois, séparation complète du reste de l'épiphyse d'un condyle externe, fissure, fracture. Donc grande variété de lésions.

Au point de vue clinique et opératoire, deux périodes à considérer.

1º Avant l'infection ; les auteurs admettent que

les plaies datant de moins de 24, 36 heures peuvent rentrer dans ce cas (Tuffier, Loubat). Nous avons vu l'infection déjà déclarée après huit heures. L'examen anatomique et bactériologique sera notre meilleur guide.

L'arthrotomie exploratrice s'impose.

Voici comment nous la pratiquons :

Dans un premier temps, nous débridons l'orifice d'entrée avec soin, nous enlevons le liseré bleuâtre, mâché de la peau, l'aponévrose, les muscles sont épluchés avec soin, nous arrivons ainsi de proche en proche sur la synoviale.

Changeant alors d'instrument, nous traçons rapidement une large incision en U, sectionnant le ligament rotulien et relevant le surtout ligamentaire antérieur, et la rotule, nous avons une vue aussi large que possible sur l'articulation. Nous aidant de mouvements d'extension, de flexion, nous explorons toute l'articulation, enlevons le corps étranger, les débris vestimentaires, le ligament adipeux, les parties suspectes de la synoviale. Restent les lésions osseuses.

Curettage soigné des fissures, des niches, extirpation large sous-périostée des esquilles, ablation des corps étrangers si cela est nécessaire.

Jamais de résection typique d'emblée, sauf dans le cas où les lésions osseuses trop étendues le commandent. Alors, résection des deux condyles, résection d'une très petite tranche du tibia ; quelquefois même, nous nous contentons d'abraser l'épine et d'enlever les ménisques. Lavage soigné de l'articulation à l'éther.

D'après l'étendue des lésions osseuses, d'après le degré de septicité présumé des lésions synoviales, d'après la nature du corps étranger vulnérant, nous suturons à plusieurs plans la synoviale articulaire, excluant autant que possible la plaie osseuse, ou bien nous suturons simplement le ligament rotulien et nous drainons. Dans tous les cas, nous faisons une contre-ouverture de drainage au niveau du cul-de-sac sous-quadricipital. Bonne immobilisation dans un plâtre avec ou sans anse suivant le siège des plaies. Dans les cas de résection typique, fixation par un fil de bronze des tranches osseuses.

Résultats :

Sur 4 plaies du genou avec lésions synoviales :
Quatre guérisons opératoires avec conservation des mouvements du genou.

Sur 5 plaies ostéo-articulaires non infectées d'emblée : 5 guérisons dont une avec résection primitive du genou (fracas de deux condyles).

La température oscille entre 38,5 et 38 pendant 4 ou 5 jours ; elle redescend à la normale, le pouls n'est pas accéléré, l'étàt général est excellent. Le pansement renouvelé vers le 4ᵉ jour montre des plaies roses. Simple lavage des plaies à l'eau salée physiologique. Tous nos blessés ont été évacués guéris. Le résultat fonctionnel nous est inconnu. (Tracé n° 6).

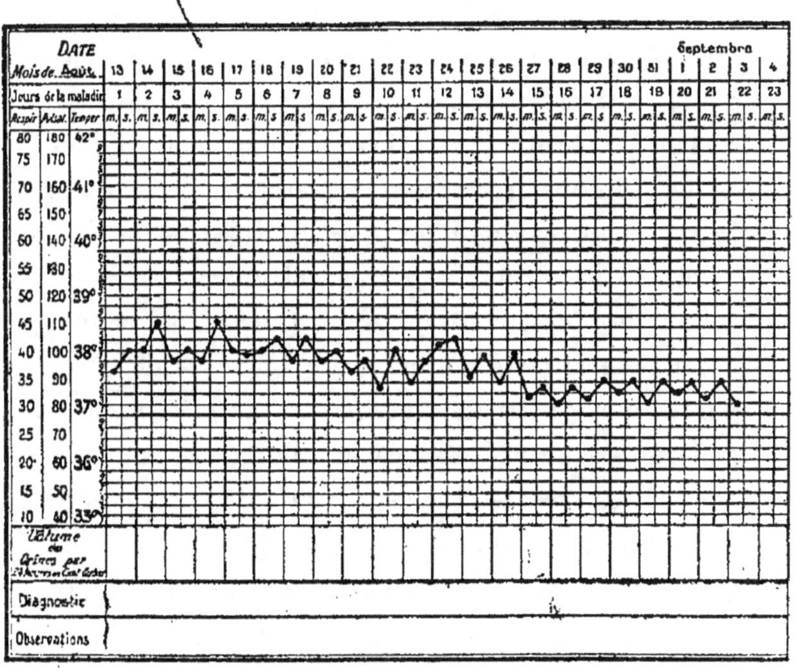

Tracé 6. — Plaie de l'articulation du genou par éclat d'obus. L'éclat a pénétré au niveau du condyle externe et est ressorti au niveau du condyle interne sur le ligament latéral interne. Arthrotomie exploratrice large avec section du ligament rotulien, ablation du corps étranger. Suture du tendon rotulien. Appareil plâtré.

2° L'infection est déclarée.

Deux cas à envisager : 1° Septicémie généralisée,

état général précaire, l'arthrotomie simple n'a donné aucun résultat, dans ce cas, nous essayons la résection typique sous-périostée et nous appliquons un large drainage, maintenant la béance des surfaces articulaires par l'application d'un appareil à extension genre Lamarre.

Dans un cas, nous avons eu un succès indéniable, une véritable résurrection du blessé. Il s'agissait d'une plaie osseuse, excavation de la face antérieure de la trochlée et du condyle externe par éclat d'obus. Le blessé nous arrive infecté avec 39,5 de température, une arthrotomie large est pratiquée avec drainage, extirpation du corps étranger, curettage soigné de la cavité articulaire. La fièvre tombe, mais l'état général reste douteux, nouvel accès de fièvre. Nous ouvrons l'abcès, vers le jumeau interne, l'état général s'aggrave, apparition d'une escharre fessière, la fièvre prend le type à grandes oscillations. Résection large comme je l'ai indiquée plus haut : véritable résurrection, le blessé reprend de l'appétit, la fièvre tombe, le facies redevient bon et il peut quitter l'ambulance après ouverture d'une collection suppurée dans le mollet.

Dans un autre cas, la résection n'a pas suffi, l'amputation a dû être pratiquée, suivie de mort.

Il y a là entre l'amputation et la résection une question d'indication très délicate :

1° Arthrite suppurée sans septicémie.

Pour ce cas, arthrotomie et drainage très large de l'articulation.

Large incision composée de 2 branches verticales passant le long de la partie postérieure des condyles, touchant au biceps en dehors et aux muscles de la patte d'oie en dedans.

Incisions reliées par une large incision transversale sectionnant le tendon rotulien.

On incise latéralement à fond, jusqu'à l'os, en sectionnant les ligaments latéraux interne et externe.

On enlève complètement la synoviale et la rotule, la jambe étant fléchie, on passe un drain à la partie postérieure de l'articulation vers le jumeau et le demi-membraneux ; un drain au niveau du cul-de-sac sous-quadricipal ouvert par une incision de décharge ; le reste de l'articulation est laissé largement ouvert. Lavage à l'éther. Immobilisation par un appareil plâtré. Dans les cas de lésions osseuses, elles sont traitées comme précédemment.

Surveillance attentive des régions avoisinantes, car les abcès jambiers au niveau de la cuisse (face interne) au niveau des jumeaux, au niveau du creux poplité sont fréquents.

Cette opération pratiquée six fois nous a donné :

Deux fois simple arthrite suppurée sous lésions osseuses, deux guérisons avec ankylose.

Quatre fois lésions ostéo-articulaires (trois fois esquillectomies, une fois extirpation du condyle interne). Un mort après amputation trop tardive, trois guérisons avec ankylose.

Restent les cas de broiements de l'articulation avec lésions graves des parties molles. Dans ces cas, l'amputation s'impose. Mais, malheureusement, ces blessés nous arrivent très choqués, froids, exsangues, sans pouls. Les amputer, à leur arrivée, c'est les vouer à une mort certaine.

Il faut donc, à force d'injections de sérum, d'huile camphrée, d'adrénaline, essayer de remonter leur pouls et de pratiquer ensuite une amputation très rapide, circulaire à fente externe.

Ce sont des cas excessivement graves. Sur trois cas nous avons eu trois morts : un en arrivant à l'ambulance, deux après amputation.

CHAPITRE V

Plaies des diaphyses

Par leur fréquence, leur gravité, les plaies des diaphyses doivent se ranger immédiatement à côté des plaies épiphysaires articulaires. Nous avons assez insisté en étudiant les plaies de guerre et une de leurs complications, la gangrène gazeuse, sur le rôle que jouaient, dans leur évolution, leur production, certains traumatismes osseux, nous avons à plusieurs reprises assez attiré l'attention sur la gravité des fractures de la diaphyse fémorale, par exemple, pour ne pas y revenir ici.

Phénomènes de shock (par inhibition nerveuse et par hémorragie), phénomènes mécaniques (dilacération des tissus voisins par les esquilles), phénomènes d'infection (ostéomyelites si graves), tels sont groupés les facteurs de gravité de ces lésions diaphysaires. Sans compter du reste les malformations, les positions vicieuses, les troubles nerveux et vasculaires qui résulteront de leur consolidation. Elles ont heureusement profité des progrès de la thérapeutique chirurgicale et en particulier de l'application de deux principes de chirurgie : l'un de guerre, l'autre de paix : 1° le débridement large et précoce, la mise à l'air de toute plaie par arme à feu, avec extirpation soignée des corps étrangers ; 2° l'application de l'extension continue en traitement des fractures des os longs.

Avant la guerre, grâce aux travaux de Legouest, Chauvel et Nimier, Delorme et Chavasse, Ferraton, on connaissait les lésions produites par une balle de plein fouet tirée à distance moyenne, allant de la simple fissure symétrique de Delorme à la fracture la plus comminutive. Elles étaient caractérisées par la production de grandes esquilles en ailes de papillon, esquilles adhérentes avec quelques rares esquilles libres. Elles évoluaient le plus souvent aseptiquement, les orifices d'entrée et de sortie étaient petits, avec un minimum de déplacement et de mobilité, avec peu de lésions des parties molles. Comme corollaire thérapeutique l'abstention opératoire et l'immobilisation. Cependant dans quelques cas rares survenaient des complications infectieuses,

plus souvent, persistaient des foyers ostéomyeli-
tiques.

Ces lésions, nous les avons retrouvées pendant la
guerre actuelle, mais malheureusement très rarement.

Ce qui domine aujourd'hui surtout, ce sont les
lésions osseuses par éclats d'obus, de torpilles, de
grenades, les lésions comminutives par balles tirées
à courte distance, à ricochet et à effet explosif.

L'éclat d'obus, le petit éclat de grenade ou de
torpille peut simplement pénétrer la diaphyse, s'y
creuser une niche, un tunnel plus ou moins profond, la traverser de part en part, y demeurer vecteur de germe, source d'ostéomyélite interminable
ou en sortir pour contaminer les parties molles voi-
sines.

Ces lésions sont très fréquentes, mais si elles
sont traitées précocement par l'extirpation du corps
étranger, le curettage soigné du trajet, elles peuvent guérir sans complication, mais en entraînant
une longue incapacité due à leur lente cicatrisation.
Aussi pourrait-on essayer primitivement ou secondairement le plombage de ces cavités par le mé-
lange iodoformé. Nous l'avons essayé primitivemen
deux fois sur des plaies non infectées, nous avons
échoué par suite de l'impossibilité matérielle de re-
couvrir la cavité de tégument souple.

A côté de ces cas simples nous pouvons rencontrer le type décrit plus haut, plus ou moins modifié ; ou bien simple abrasion de crête, simple sillon, avec fissure irradiée plus ou moins étendue, mais le plus souvent ce seront des plaies plus graves, graves lésions comminutives avec production d'esquilles libres, nombreuses, véritables effets explosifs projetant à l'intérieur du membre, une pluie osseuse lésant les muscles, les vaisseaux, les nerfs. Ici ce n'est plus la grande esquille périostée adhérente peu mobile, ce sont les esquilles de toutes tailles, libres ou mobiles, souvent dépériostées ou pendantes à un fragment de périoste ou de muscles. C'est la moelle osseuse largement ouverte renfermant le projectile ou des débris vestimentaires, c'est la production d'un hématome plus ou moins considérable, c'est un magma de muscles meurtris, déchiquetés, mélangés de fragments osseux. C'est un terrain idéal de culture pour les anaérobies pour le développement de toutes les infections.

Quelle thérapeutique appliquée à ces plaies ? La thérapeutique de la porte ouverte, de la mise à l'air dans tout ce qu'elle a d'excessif.

Prenons par exemple une fracture de cuisse 1/3 moyen par éclats d'obus avec orifices multiples. Notre premier devoir est de traiter ces plaies des parties molles, comme nous avons l'habitude de le faire, par le débridement large et anatomique des différents foyers, puis nous devons nous donner du jour sur le foyer de fracture et le mettre à l'air.

Pour cela, sans nous soucier des orifices primitifs, s'ils sont situés dans des régions dangereuses ou s'ils ne permettent pas un drainage facile, nous ferons une incision large le long du côté externe du membre, nous inciserons largement l'aponévrose et le vaste externe. Nous ferons récliner, écarter les muscles et nous tomberons sur notre foyer osseux. Rapidement nous le débarrasserons des esquilles mobiles, des débris musculaires, vestimentaires, des caillots qui l'encombrent. Un lavage à l'eau oxygénée, à l'eau salée, achèvera de déblayer le terrain.

Faisant alors écarter fortement les lèvres de la plaie, nous aidant d'un bon éclairage frontal, nous examinerons avec soin les esquilles osseuses, enlevant tout ce qui nous paraît peu viable, conservant le plus possible le périoste, régularisant les arêtes trop tranchantes. La moelle osseuse sera visitée avec soin et débarrassée de tout corps étranger. C'est un travail long, minutieux, pénible, mais absolument indispensable.

Nous le ferons suivre d'un lavage à l'éther.

Reste le drainage.

Il faut mettre la plaie osseuse à l'air ; nous ferons donc les myectomies nécessaires pour avoir un entonnoir suffisamment large permettant le libre accès sur notre foyer. Quelques drains entourés de mèche trempée dans l'éther assureront l'écoulement des liquides.

Pansement épais de gaze et d'ouate stérilisées, un tour de bande, et nous passerons au 2ᵉ temps de notre thérapeutique, l'immobilisation de la fracture. L'appareil idéal c'est l'appareil à extension, à ressort de notre Maître Pierre Delbet avec deux points d'appui supérieurs ischiatiques et inférieurs condyliens. Il permet de surveiller le membre et de faire facilement le pansement.

Dans le cas de fracture basse, de fracture à graves lésions musculaires, à circulation très défectueuse (lésions vasculaires graves concomitantes), nous lui préférons, momentanément du moins, jusqu'à disparition de tout danger, l'appareil de Lamarre, basé du reste sur le même principe.

Avec ces deux bons appareils nous pouvons facilement traiter tous nos cas de plaies diaphysaires de la cuisse.

Pour la jambe, pour les lésions du tibia, nous nous servons toujours de l'extension momentanée telle que la pratique Delbet par l'application de son appareil de marche, elle nous permet de traiter les plaies osseuses et d'appliquer ensuite un appareil semblable à l'appareil de marche, sauf les modifications absolument nécessitées par la présence de la plaie (anse en feuillard).

Pour l'humérus, même appareil à extension continue, basé toujours sur le même principe, point d'appui double sur l'avant-bras fléchi et l'aisselle, extension par un ressort, appareil permettant facilement le pansement et la surveillance du membre.

Pour l'avant-bras, nous appliquons également l'extension continue au moyen d'un appareil très simple.

Le coude fléchi à angle droit est placé dans une gouttière, en bois, en fil de fer, en plâtre suivant les goûts, cette gouttière remonte sur les faces postérieures et latérales du bras et empiète sur les mêmes faces de l'avant-bras. Elle fera la contre-extension. En elle est fixée une tige de feuillard fort qui se continue jusqu'à la main, cette tige peut être coudée, courbée suivant les besoins des pansements.

Sur elle repose l'avant-bras fléchi sur le bras et en pronation.

L'extension se fait, grâce à un gant moulant le poignet et le talon de la main. A l'extrémité digitale de ce gant, face à l'origine de l'index et de l'annulaire, se trouvent deux anneaux où glisse un tube de caoutchouc fixé, d'autre part, à un crochet que porte l'extrémité de notre feuillard, extrémité débordant les doigts. Ce tube de caoutchouc permet de graduer l'extension.

Cet appareil nous a rendu les plus grands services et nous a permis d'obtenir de très bons résultats dans le traitement des fractures ouvertes du radius et du cubitus.

Comment évolueront ces plaies ainsi traitées ? La fièvre, qui peut survenir les premiers jours, tombe peu à peu, l'état général redeviendra ou restera bon, toute douleur disparaîtra, les pansements faciles ne seront pas douloureux et la guérison du blessé s'obtiendra soit avec un membre solide ; soit, en certain cas où la résection osseuse a dû être trop large, avec une pseudarthrose, mais le membre a été conservé et c'est un résultat très appréciable.

Humérus : 5 fractures communitives, 5 guérisons avec 4 bras solides et 1 pseudarthrose.

Cuisse : 4 fractures communitives de moyenne intensité, 4 guérisons avec bon résultat opératoire, un seul cas a présenté un foyer ostéomyelitique qui a donné lieu à des opérations complémentaires.

4 fractures de cuisse ont dû être amputées par suite de phénomène de gangrène gazeuse ou de septicémie très grave avec 4 morts. Ces phénomènes infectieux étaient précoces et les blessés amenés à

l'ambulance, très shockés, et très profondément infectés.

Jambe : 10 fractures ouvertes, toutes guéries sans complication et avec un membre en parfait état ; grâce à l'appareil de Delbet l'articulation tibio-tar‑sienne était restée souple.

Avant-bras : 4 cas traités par notre appareil. Persistance des mouvements de pronation et de supination.

A côté de ces lésions moyennes nous pourrons trouver des lésions très graves, broiement du membre, grosse lésion vasculaire avec gangrène ischémique, nécessitant absolument l'amputation précoce, immédiate. Cette amputation doit-elle se faire comme certains la préconisent par la méthode circulaire plane ? Nous ne le croyons pas.

Nous avons toujours eu recours dans ces cas à la méthode à lambeau.

Circulaire à fente externe pour la cuisse et le bras ; circulaire à 2 lambeaux par transfixion pour l'avant-bras ; amputation à lambeau pour la jambe.

Nous avons toujours le soin de laisser les lambeaux non suturés ; dans les cas où nous avons suturé, nous avons dû faire sauter d'urgence les sutures.

Dans d'autres cas, l'infection du début s'est

compliquée de gangrène gazeuse, des septicémies très graves sont survenues, l'amputation secondaire a dû être pratiquée.

Nous avons toujours eu soin de conserver le plus de longueur possible au membre en faisant des circulaires simples ou des circulaires à fente externe suivant les cas, le degré et la hauteur des lésions.

Ces amputations nous ont paru toujours être des opérations graves. 4 morts sur 4 pour nos cuisses, mais nos blessés étaient très shockés et très profondément et primitivement touchés.

Nous ne croyons pas que notre statistique eût pu être meilleure.

CHAPITRE VI

Plaies du crâne par armes à feu.

Avoir toujours présents à la mémoire ces trois principes fondamentaux :

1° Il n'existe aucun rapport entre les lésions des parties molles et les lésions craniennes osseuses ou cérébrales.

Toutes les plaies du cuir chevelu doivent donc être débridées et les os sous-jacents examinés avec soin.

2° Toute lésion osseuse doit être considérée comme infectée et traitée comme telle ;

3° Toute lésion de la table externe entraîne des lésions plus étendues de la table interne (sauf pour les plaies très légères), dans les autres cas, l'exception confirme la règle,

Voyons-en l'application aux différentes lésions que nous aurons à traiter.

Un blessé vous est amené à l'ambulance, il est, ou bien dans le coma, ou au contraire jouit de ses facultés intellectuelles, la tête est entourée d'un pansement souillé, sanguinolent, fait au poste de secours.

a) *Le blessé est dans le coma.* — Il présente du stertor, de l'épilepsie jacksonienne, parfois de la contracture limitée, une lésion plus ou moins étendue de la voûte, le diagnostic est certain : lésion cérébrale, contusion, dilacération des tissus, souvent, très souvent, grosse hémorragie sous-arachnoïdienne pie-mérienne (les petits éclats de grenade, de torpille, produisent souvent ces lésions). Indication thérapeutique : abstention le plus souvent, les lésions étant trop étendues. Dans les cas de grosses hémorragies sous-arachnoïdiennes décelées par la fonction lombaire qui permet de ramener un liquide rachidien très sanglant, on peut, suivant le procédé de Martel, pratiquer une trépanation sous-occipitale avec incision de la dure-mère. Vous ne trouverez aucune lésion de la voûte, mais une plaie de l'orbite, de la face, de l'oreille, de la bouche, le projectile a pénétré par là pour léser le cerveau. Dans ce cas, nettoyez la plaie orificielle, énucléez l'œil, trépanez le tissu maxillaire, drainez, mais ne touchez pas le plus souvent à la lésion cérébrale au-dessus de vos moyens.

Vous ne trouvez aucune porte d'entrée de projectile ? pensez à une simple contusion cérébrale, à une hémorragie extra dure-mérienne. Ponction lombaire, examen des pupilles (dilatation unilatérale), épilepsie jacksonienne permettant de faire un diagnostic et de trépaner au bon endroit pour évacuer le caillot compresseur.

b) Le blessé jouit de ses facultés intellectuelles. — Faites raser avec soin le cuir chevelu, désinfecter les téguments, isoler le champ opératoire. Une petite plaie insignifiante, un sillon plus ou moins profond, plus ou moins étendu, rempli de caillots sanguins, se présente sur le cuir chevelu. N'hésitez pas à débrider crucialement l'orifice, ou bien, s'il s'agit de la région temporo-frontale, délimitez un grand lambeau à base inférieure, donnez-vous du jour sur l'os.

S'il n'y a pas de lésion osseuse, suturez et drainez.

S'il y a une lésion osseuse :

S'agit-il d'une simple érafluré, en coup d'ongle, d'une petite fissure peu profonde, nettoyer, suturer et drainer,

Dans le doute, une simple fraise appliquée sur la

fissure, doucement, progressivement, permet de constater, si, oui ou non, la table interne est lésée.

Le plus souvent, vous aurez à faire à une fracture avec fissures irradiées, à un enfoncement, à une embarrure.

Au trépan, fraisez un trou, sur un bord de la plaie osseuse, par ce trou vous pourrez soulever les fragments, agrandir à la gouge l'orifice, sans léser les plans sous-jacents. La table interne est explorée, les esquilles enlevées, la brèche osseuse est régularisée, la dure-mère est sous vos yeux.

1° Elle est *intacte* : Vous enlevez doucement les caillots sanguins qui la recouvrent, les petites esquilles qui parfois peuvent l'avoir piquée sans pénétrer bien profondément. Une mèche de gaze mollement tassée et vous suturez en partie votre lambeau.

2° *Elle ne bat pas*, elle est noirâtre, une esquille la pénètre profondément, vous la débridez doucement, vous détergez, sous un courant de sérum physiologique chaud, le foyer de contusion cérébrale. Encore un drainage par une mèche de gaze.

Ces plaies vous donneront le plus souvent toute satisfaction : les plaies osseuses sans lésion de la dure-mère guérissent parfaitement. Nos 10 blessés ont tous guéri. Ceux avec lésion dure-mérienne légère guérissent aussi le plus souvent: sur 4 nous avons eu 4 guérisons.

Beaucoup plus grave est le pronostic dans les cas où vous avez des signes indubitables de perforation, dans lesquels par l'orifice cutané s'écoule un liquide sanguinolent mélangé à de la bouillie cérébrale. La multiplicité anatomique est très grande. Vous pouvez trouver en effet :

Une simple perforation : à l'emporte-pièce avec fissure irradiée à la table interne, perforation plus ou moins régulière, plus ou moins volumineuse, souvent très petite (éclat d'obus ou de grenade). La perforation dure-mérienne est souvent minime mais les lésions cérébrales souvent très étendues (Gros foyer sanguin hémorragique avec perte étendue de substance cérébrale en bouillie).

Une perforation à bords irréguliers souvent fissurée, avec lésions étendues de la table interne, projections d'esquilles nombreuses dans la substance cérébrale sous-jacente, déchirure large, irrégulière de la dure-mère, foyers de contusion cérébrale très marquée (plaie par balle ricochée, par éclat d'obus).

Dans ces 2 cas, le corps étranger peut être très

voisin de la plaie, sous la dure-mère dans les couches superficielles du cerveau ou très loin, à un autre pôle, dans une cavité annexielle (orbite, sinus).

Que ferons-nous dans ces cas.

Le blessé sera tout d'abord radioscopé pour localiser exactement le corps étranger. A la fraise, à la gouge, on fera une large trépanation osseuse, débridant les lésions dure-mériennes, réséquant la dure-mère mâchée, effilochée, meurtrie, enlevant avec soin les esquilles sous un courant de sérum chaud, détergeant le foyer de contusion cérébrale, le débarrassant avec soin des esquilles, des débris vestimentaires, des caillots sanguins. Si le projectile est dans le voisinage, pas trop profondément situé, accessible, on l'enlèvera, mais sans manœuvre brutale, sans recherche inutile. Dans le cas contraire, on s'abstiendra. L'électro-aimant pourrait rendre ici des services appréciables.

Drainage par une mèche de gaze.

En résumé, trépanation large, suffisante, sans exagération, dépassant les lésions dure-mériennes, recherche non systématique du projectile.

Jusqu'à présent nous n'avons envisagé que les cas où il n'y a qu'un seul orifice ; dans nombre de cas nous en trouverons deux ou plusieurs.

Soit que le projectile ait tracé un sillon plus ou

moins profond sur le crâne, tangentiellement à la paroi (plaies tangentielles si graves, si intéressantes).

Soit qu'il ait pénétré en un point pour ressortir en un autre très rapproché, ayant suivi la voûte, véritable séton du crâne, ou bien à 7 ou 8 centimètres plus loin (coup de feu perforant superficiel de Nimier) ou à 2 pôles opposés (coup de feu bipolaire). Les plaies tangentielles doivent retenir notre attention. Parfois simple gouttière, sillon à bords nets peu esquilleux avec, pour ainsi dire, toujours des lésions très étendues de la table interne. Esquilles soulevées, projetées en dedans, déchirant la dure-mère, dilacérant la substance cérébrale.

Parfois, sillon intéressant toute l'épaisseur, l'épaisseur de l'os, avec projection d'esquilles de la table interne dans la substance cérébrale. Ce foyer de contusion cérébrale *dépasse toujours* en largeur le foyer de contusion dure-mérienne. Les sétons sont des blessures très graves s'accompagnant, le plus souvent, d'éclatement du crâne, de la mobilisation de volets osseux considérables, parfois sous les téguments plus ou moins intacts, on peut sentir un véritable sac de noix. Les lésions cérébrales sont, du reste, au prorata.

Les lésions bipolaires peuvent s'accompagner de peu de désordre osseux ou nerveux ou, au contraire, d'éclatement du crâne.

Quelle conduite tenir ?

Toujours la même, débrider largement la plaie, ouvrir largement l'os, enlever les esquilles, les parties dure-mériennes lésées, débarrasser le foyer de contusion cérébrale des corps étrangers, des débris vestimentaires, des caillots sanguins. Drainer par une mèche.

Cas à pronostic tres grave souvent au-dessus de nos moyens. A-t-on affaire à une lésion bipolaire sans trop de fracas ? On traitera les 2 orifices séparément par le même procédé s'il s'agissait d'une seule plaie. Dans le cas de plaie du sinus le simple bourrage à la gaze suffit à arrêter l'hémorragie.

Comment évoluent ces lésions ?

La mort, dans les cas graves, survient le plus souvent du fait de la commotion, de l'ouverture ventriculaire, des hémorragies pie-mériennes, sous arachnoïdiennes, qui, loin de s'arrêter souvent, augmentent les jours suivants, produisant d'énormes hématomes comprimant la matière cérébrale.

Dans les cas moyens et légers, la guérison peut survenir, guérison totale ou avec reliquat, épilepsie jacksonienne, céphalée, déficit intellectuel, aphasie, mais trop souvent sans qu'il soit possible de fixer une proportion nette, la mort survient, retardée 3,4 jours après la blessure ou, au contraire, 20 jours après, parfois plus 2,3 mois. Le blessé semble aller mieux, on parle de guérison, puis la fièvre se rallume, la céphalée reparaît, le pouls se ralentit ou s accélère, l'état général se modifie, devient mauvais et le pauvre diable succombe soit à une méningo-encéphalite, soit à un abcès cérébral, soit par cachexie progressive et lente, indice d'une infection chronique. Sur 10 trépanés graves avec perforation de la dure-mère, lésions cérébrales étendues, nous notons 2 plaies, région occipitale par éclat d'obus avec ouverture des ventricules : 2 morts, l'une le 1er jour, l'autre le 25e, tous deux de méningo-encéphalites. 2 plaies région frontale, une par grenade, l'autre par éclat d'obus avec 2 guérisons opératoires (nos blessés ont été gardés, trépanés et sont partis en excellent état). (Tracé n. 7). 6 plaies, région temporo-pariétale : 4 morts de méningo-encéphalite, 1 guérison avec aphasie, 1 avec affaiblissement intellectuel. Cette petite statistique est décourageante, d'autant plus que tous nos blessés sans lésion cérébrale ont guéri.

Les complications les plus fréquentes semblent être : la hernie cérébrale, l'abcès et la méningo-encéphalite.

Hernie cérébrale. On peut en distinguer deux types, un précoce apparaissant dès le premier pansement, de couleur rosé, dur, limité, animé de battements, pouvant disparaître sans laisser de trace, mais le plus souvent s'éternisant et se terminant, si on n'intervient pas, par la mort par méningo-encéphalite, un secondaire, violacé, molasse, indice d'une infection grave, abcès et méningo-encéphalite à pronostic fatal.

On a beaucoup discuté sur ces lésions cérébrales.

Tracé 7 — Plaie du crâne par éclat de grenade. Perforation à l'emporte-pièce du frontal.

Trépanation, nombreuses esquilles internes, gros foyer de contusion cérébrale, le lobe frontal est en bouillie sur une étendue de 4 centimètres, drainage par une mèche. Evolution normale. Le blessé est actuellement en très bon état.

La plupart des auteurs aujourd'hui lui reconnaissent une origine infectieuse. C'est une infection de la substance cérébrale, localisée, superficielle. Leriche cependant fait jouer un grand rôle aux accidents mécaniques d'étranglement de la substance cérébrale par un orifice osseux trop étroit ; pour lui, elle serait la conséquence d'une dislocation du tissu cérébral contusionné, devenu trop volumineux pour ces enveloppes méningées par le fait même de sa désorganisation et de l'hémorragie interstitielle, elle persiste parce que le tissu nerveux s'échappe à travers une brèche trop étroite et d'autant plus que des causes d'irritation locale engendrent une congestion veineuse, un œdème local très nuisible à la réparation de la plaie superficielle. Pour lui, il suffit d'élargir l'orifice, de mettre à nu jusqu'aux méninges saines pour voir les accidents disparaître et la guérison survenir.

Nous croyons cette théorie trop absolue. Pratiquement : sans nier le rôle de l'étranglement nous ferons jouer le plus grand rôle à l'infection et nous baserons sur ces deux faits notre conduite thérapeutique.

Disséquant avec soin le ou les lambeaux cutanés, nous isolerons la hernie par un orifice à distance foré au trépan, nous agrandirons la brèche osseuse jusqu'à trouver une méninge saine, isolant à fur et à mesure par des compresses la partie infectée. Ceci fait nous cautérisons profondément au thermo-

cautère la tumeur. Cautérisation que nous répéte-
rons, au besoin, les jours suivants.

Cette pratique empruntée à Beaudet nous a donné
un succès sur un cas.

Abcès cérébral. — Il se traduit par une sympto-
matologie très variable. Précoce ou secondaire, parfois très tardif, il survient le plus souvent chez un
blessé paraissant guéri. Céphalée persistante avec
maximum parfois au niveau de la lésion, vomisse-
ment, accélération ou ralentissement du pouls
avec fièvre peu élevée, signes de localisation
(épilepsie, troubles oculaires, plaies, etc.), amai-
grissement très rapide avec prostration (symptômes
très importants), voilà les signes principaux qui
doivent attirer l'attention sur l'existence d'une
collection suppurée. La présence d'une goutte de
pus au niveau du foyer, d'une hernie, la présence
d'un corps étranger décelé par la radiographie,
aideront pour établir le diagnostic de siège. Trop
souvent ce dernier sera impossible et le blessé
mourra de suite de méningo-encéphalite, ou d'ouverture ventriculaire ou de cachexie chronique.
Ouverture large et précoce, drainage soit par l'orifice ancien, soit par une trépanation secondaire :
telle est la meilleure conduite à tenir.

Méningo-encéphalite. — Pronostic le plus souvent fatal. On pourra essayer la ponction lombaire répétée avec injection de sel d'argent colloïdal, ou la double trépanation sous-temporale, ou la trépanation sous-occipitale avec ouverture large de la dure-mère.

Nous voyons donc, pour nous résumer, que ces blessés du crâne sont des blessés graves, qui ont besoin d'un traitement précoce, large, suivi de pansements bien faits et d'une surveillance de tous les instants. Ils doivent être soignés dans des ambulances proches du front, mais où ils peuvent avoir le calme et la quiétude les plus complets, leur évacuation doit être retardée le plus possible.

TABLE DES MATIÈRES

SAINT--AMAND (CHER). — IMPRIMERIE BUSSIÈRE

M. CAZIN

Chirurgien de l'Hôpital annexe au Val-de-Grâce (n° 3)

NOTES CLINIQUES ET THÉRAPEUTIQUES

DE

CHIRURGIE DE GUERRE

Fractures du crâne. — Réparations des pertes de substances de la voûte du crâne. — Fractures compliquées de l'humérus et du fémur. — Plaies articulaires. — Méthode de Danysz. — Sérum de Leclainche et Vallée. — Résultat de l'hospitalisation précoce des blessés.

In-8°, 1916, 30 figures . . . .   3 »

M. CAZIN

CHIRURGIE DE GUERRE

LA CRANIOPLASTIE

CONSÉCUTIVE

AUX LARGES TRÉPANATIONS

In-8°, 1916, 19 figures 2 50

CALOT

L'ORTHOPÉDIE DE GUERRE

APPAREILS ET FRACTURES

In-8°, 1916, avec 263 figures, 2 planches. . . . 7 50